LA INFERTILIDAD PUEDE SER MENOS FRUSTRANTE

¿CÓMO TOMAR EL CONTROL Y SOBRELLEVAR LOS CONFLICTOS DE LA INFERTILIDAD?

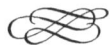

PRADEEPA NARAYANASWAMY

ÍNDICE

Nota legal	vii
Invitación para unirse a mi grupo de apoyo en Facebook	xi
Prefacio de la Dra. Meera Shah	xv
Prefacio de la Dra. Rinku Mehta	xxi
Introducción	xxv
Capítulo uno: ¿Quién soy?	1
Capítulo dos: antes de comenzar	4
Capítulo tres: ¿Por qué me importa la esterilidad?	9
Capítulo cuatro: ¿Qué es la infertilidad?	21
Capítulo cinco: enfrentando la infertilidad como mujer	26
Capítulo seis: ¿Los hombres son una entidad olvidada?	43
Capítulo siete: el muro invisible entre las parejas	53
Capítulo ocho: ¿Cómo brindar apoyo siendo familiar o amigo? Y cosas que no debes decirle a alguien que está atravesando la infertilidad	65
Capítulo nueve: reuniéndolo todo y haciendo una afirmación positiva	71
Capítulo diez: cierre, recursos útiles y próximos pasos	77

Invitación a sesión de consulta   83
Acerca del Autor   85
Agradecimientos   89
Testimonios   93
Información de contacto   101
Solicitud de comentarios   103

La infertilidad puede ser menos frustrante. ¿Cómo tomar el control y sobrellevar los conflictos de la infertilidad?

Copyright ® 2020 Por Pradeepa Narayanaswamy

Todos los derechos reservados en todos los medios. Ninguna parte de este libro puede ser utilizada o reproducida sin un permiso por escrito, excepto en el caso de breves preguntas dentro del marco de reseñas o críticas.

El derecho moral de Pradeepa Narayanaswamy como autora de esta obra ha sido asegurada por ella misma de acuerdo con el Copyright, Diseños, y Ley de Patentes de 1988.

Publicado en Estados Unidos por BCG Publishing, 2020.

www.BCGPublishing.com

NOTA LEGAL

Los puntos de vista presentados en este libro son los de Pradeepa Narayanaswamy. Estos puntos de vista están basados en su experiencia personal con la infertilidad a lo largo de doce años, y en sus once años como entrenadora profesional ayudando a otras personas, ahora ya lleva cuatro años como entrenadora en fertilidad.

La intención de este libro es compartir su historia con la infertilidad y todo lo que ha aprendido en su viaje. Su esperanza es que este libro inspire a la gente a ponerse en acción y apropiarse de este viaje a través de la fertilidad en lugar de ser una víctima.

Se han hecho todos los esfuerzos necesarios para verificar la información proporcionada en esta publicación. Ni la autora ni el publicista asumen ningún tipo de responsabilidad por errores, omisiones o interpretaciones equívocas de los temas que se tratan dentro de esta obra.

Este libro fue escrito solo con fines de entretenimiento. Los puntos de vista expresados en este libro son solamente los reflejos de la experiencia de la autora, y no deben ser tomados de ninguna manera como instrucciones profesionales u órdenes. Los lectores son responsables completamente de sus futuras acciones. Este libro no da garantías en absoluto de poder tener un bebé. Sin embargo, siguiendo los consejos y técnicas que se describen a continuación en este libro, tendrás una alta probabilidad de que tu infertilidad sea menos frustrante.

Ni la autora ni el publicista asumen ninguna responsabilidad u obligación en favor del comprador o lector de este material. Los puntos de vista expresados en este libro son la experiencia personal de la autora en el mundo corporativo, la educación y la vida cotidiana. Este libro está dedicado a mi amada madre, Krishnaveni, a mi difunto padre, Narayanaswamy, mi querido esposo, Sai, y a mi dulce hijo, Kartik. Sin su amor y apoyo no estaría hoy aquí.

Dedico esta obra a todos mis queridos amigos y familia, ¡quienes me alentaron, apoyaron y motivaron a continuar moviéndome hacia adelante en mi viaje como entrenadora en fertilidad!

También dedico este libro a todos mis clientes, ¡a quienes he tenido el privilegio de entrenar y asesorar y apoyar en su viaje hacia la fertilidad! Estoy super orgullosa de todos y cada uno de ustedes, que han abrazado mi entrenamiento con su corazón y han tomado el control y se han apropiado de los conflictos de su infertilidad y los han revertido para siempre.

INVITACIÓN PARA UNIRSE A MI GRUPO DE APOYO EN FACEBOOK

Mi experiencia personal durante doce años como miembro de muchos grupos de apoyo tanto online como en persona se sintieron como reuniones penosas. Raramente me sentí inspirada o motivada. A menudo me encontraba buscando desesperadamente información médica de personas dentro del grupo que no tenían ningún tipo de entrenamiento médico ni eran doctores ni especialistas. Ahora, habiendo visto la luz al final del túnel en cuanto a los conflictos de mi fertilidad, he creado este grupo de apoyo online en Facebook llamado TU ATÍPICO GRUPO DE APOYO PARA LA infertilidad (NOT YOUR TYPICAL INFERTILITY SUPPORT GROUP), ¡que es acogedor, inspirador, elevador y positivo! Esto es lo que el grupo verdaderamente espera lograr.

Manifiesto de Not Your Typical Fertility Support Group

- Este es un espacio que ofrece mensajes positivos, con humor y animados para todos aquellos que están pasando por la confusión de una vida estéril.
- Este será un lugar en el cual podremos compartir nuestras experiencias en común con la esterilidad.
- Este será un lugar en el cual puedes encontrar a tus ángeles guardianes y en el cual puedes ser tú mismo.
- Este es un lugar en el cual serás respetado como ser humano y no serás categorizado o encasillado segun tu tratamiento/edad de esterilidad.
- Este es un lugar en donde cualquiera puede exponer su opinión sin ser juzgado y desconsiderado con respecto a sus conflictos, decisiones y perspectivas.
- Este es un lugar en el cual tienes amigos que aún no conoces, que están listos para ofrecerte un hombro sobre el cual llorar y un increíble abrazo.
- Este es un lugar en el cual podrás relajarte junto a tu bebida preferida al final de un día estresante.
- Este es un lugar en el cual continuamente podrás encontrar un apoyo muy fuerte más allá del que tu pareja pueda brindarte.
- Este es un lugar que ofrece visiones, consejos y técnicas de expertos de la renovada industria de la fertilidad alrededor del mundo.
- Este es un lugar para aquellos que no quieren sentirse víctimas de su esterilidad y desean tener una mejor calidad de vida alcanzando sus "otros" logros (los logros que no implican tener un bebé.)

Esta es mi invitación personal para que te unas a mi grupo de apoyo online.

Haz click aquí para unirte al grupo de apoyo online en Facebook. Y hazme saber que obtuviste esta información a través de mi libro.

https://www.facebook.com/groups/NotYourTypicalFertilitySupportGroup/

Estaré esperando interactuar contigo allí.

PREFACIO DE LA DRA. MEERA SHAH

El camino hacia ser padres raramente es un camino en línea recta. Prever los cronogramas específicos de planear una familia a menudo llevan a la decepción. La Madre Naturaleza hace las cosas a su manera, mayormente sin ninguna razón o propósito. La mayoría de quienes vivimos bajo los principios de trabajar duro y esforzarnos, resultamos recompensados con un sentimiento de pérdida de control en el proceso de prepararnos para construir una familia. La infertilidad se ha incrementado en las últimas décadas como resultado de la postergación de criar niños debido a razones socioeconómicas, cambios en la nutrición, exposiciones ambientales y otros cambios en el estilo de vida. Simultáneamente ha cambiado hacia un mayor aislamiento social con los avances tecnológicos y la introducción de las redes sociales. Ésto, compuesto por el estigma de la infertilidad, ha dejado a muchas parejas sintiéndose solas y perdidas en este viaje. Al menos una de cada ocho parejas sufren de infertilidad; el costo psicológico que esto tiene en individuos y parejas es profundo. Hasta hace muy poco se ponía muy poca atención a la dirección del impacto que la infertilidad provoca en las altas tasas de depresión, ansiedad, y conflictos maritales. Necesitamos un cambio. Y el viaje de abordar la infertilidad puede ser diferente para las parejas. Puede ser una oportunidad para hacer una pausa y reflexionar sobre qué cosas tenemos bajo control en nuestras vidas, como nos lo enseña la oración de la serenidad, debemos tener el coraje de cambiar lo que podemos cambiar y la serenidad de aceptar aquello que no podemos cambiar. Es una oportunidad para apoyarnos unos a otros y quizás volvernos más cercanos. En este libro encontrarás las herramientas necesarias para tener este tipo de perspectiva.

Haberme cruzado con Pradeepa en mi camino fue fortuito, encantador y asombrosamente inspirador. Como especialista en recientes prácticas reproductivas y de fertilidad, me encontré en una encrucijada en la cual me sentí indefensa al querer apoyar a mis pacientes con respecto a los rigores emocionales en su viaje a través de la infertilidad. Pude haberles proporcionado los mejores tratamientos y asesoramiento médico, pero no era suficiente. Ellos necesitaban más - necesitaban un soporte, un defensor, un consejero motivacional - y esto es exactamente lo que abarca un "entrenador en fertilidad". Al desconocer por completo este término, Pradeepa me enseñó la diferencia entre ella y un terapeuta convencional. Pradeepa, con su experiencia genuina a través de su propio viaje por la infertilidad, encajaba perfectamente para ocupar este papel. Ella experimentó todos y cada uno de los contratiempos que uno puede experimentar - pérdida de embarazos, incontables FIV (Fertilización In Vitro) fallidas utilizando óvulos donados, hasta que finalmente eligió la adopción como medio para construir su familia. Tras haber experimentado los altibajos de este viaje y tras superar una incontable cantidad de obstáculos, ella comprendió que ahora estaba equipada con algo que jamás había tenido antes - una inmensa empatía, compasión, y la urgencia de querer ayudar a otros que estaban luchando contra la infertilidad.

Estaba inequívocamente claro para mí a lo largo de nuestras primeras conversaciones, que ella era genuinamente apasionada acerca de este tema. Ella había encontrado su verdadera vocación y ahora estaba determinada a difundir su mensaje y enseñar su visión a una escala tan amplia como jamás lo hubiera imaginado.

Desde el comienzo de este camino, Pradeepa continuó teniendo impacto tanto en pequeñas como en grandes audiencias. Mientras continuaba con su entrenamiento individual, también comenzó a crear grupos y seminarios, desarrollando plataformas en diversas redes sociales, y recientemente realizó una charla de TEDx en India, la cual fue recibida con gran entusiasmo. Este libro es su primer trabajo publicado, y es también el primero en su especie que proporciona una guía práctica e interactiva para afrontar los aspectos más complejos del viaje a través de la infertilidad. Este libro está enfocado tanto desde la perspectiva femenina como masculina, así también como desde la perspectiva de la pareja.

Pienso compartir este libro con mis pacientes, quienes están en varias etapas diferentes del viaje del tratamiento de su infertilidad. ¡Me hace muy feliz que cualquiera pueda encontrarse con esta joya!

¡La mejor de las suertes para todos los que están atravesando este viaje!

Sinceramente, Meera Shah, MD

Doble placa certificada Ob/Gyn y especialista en Endocrinología Reproductiva e infertilidad

Nova FIV, Mountain View, CA

PREFACIO DE LA DRA. RINKU MEHTA

"Lo más doloroso es cuando debes comenzar a simular que no lo es"

La infertilidad puede ser un viaje solitario. Aunque una de cada ocho parejas sufren de infertilidad, la mayoría de ellas no hablan al respecto. Recibes la invitación para bañar al bebé, pero nadie discute cuán difícil fue aceptarla. Hablemos de ello, eliminemos la vergüenza y el estigma que viene junto con la carga de la infertilidad. Conocí a Pradeepa cuando vino a visitarme a mi oficina para presentarse a sí misma. Fuí acariciada instantáneamente por la amabilidad en sus ojos y el deseo de ayudar a las personas a navegar el difícil camino que ella misma había atravesado. Es difícil compartir el dolor que a uno le genera luchar contra su fertilidad, pero contar nuestra propia historia puede ayudar a animar a otras personas. Yo también he sufrido de infertilidad, y como especialista en fertilidad me encontré caminando en los zapatos de mis pacientes y cada proceso era un desastre emocional. Para mí fue la relación de apoyo incondicional con mi esposo y mi familia lo que me ayudó a atravesarlo, y fui afortunada y a la larga bendecida con dos hijos. Sin embargo, jamás olvidaré esas sensaciones de impotencia y desolación cada vez que recibía malas noticias.

El libro de Pradeepa, en mi opinión, ayuda a uno a identificar y reconocer sus sentimientos y a abrir las líneas de comunicación con su pareja y sus seres queridos. Es muy fácil olvidar que tu pareja también está sufriendo y que quizás necesite tanto apoyo como tú. Además, es muy importante tener las mismas metas y estar yendo en la misma dirección. Las relaciones sufren cuando cada miembro de la pareja quiere cosas diferentes y no hablan entre sí al respecto. Si bien tener un hijo y construir una familia es el sueño de la mayoría de las parejas, si no ocurre, no olviden que se tienen a ustedes. Ser padres es parte de una relación pero nunca debería definir esa relación. Tener tiempo para el otro y disfrutar de su compañía hace que el sufrimiento que causa la infertilidad se vuelva un poco más tolerable.

Mi consejo para cada uno de mis pacientes es nunca olvidarse de ellos mismos y de su esposo o esposa y continuar haciendo cosas que disfruten. Enfócate primero en estar bien tú mismo o tú misma. Esto te dará la fuerza necesaria para afrontar lo que sea que se interponga en tu camino. El libro de Pradeepa es una gran vía de ayuda para que las parejas puedan transitar este camino, y tengo la esperanza de que muchas parejas logren sacar ventaja de él.

Sinceramente,

Rinku Mehta, MD

Especialista en Fertilidad y Endocrinología Reproductiva

Dallas FIV, Plano, TX

INTRODUCCIÓN

¡Bienvenidos a mi primer libro! Si tu infertilidad es frustrante y pareces no tener control, este es el libro indicado para tí. ¡Me emociona mucho que hayas decidido invertir tu tiempo y energía en encargarte de tu lucha contra tu infertilidad a través de este libro! No voy a prometer que mi libro te ayudará a quedar o seguir embarazada. Pero lo que sí te prometo es que este libro te ayudará a ver los conflictos con tu infertilidad desde una perspectiva diferente, a liberarte, a cambiar el hecho de ser una víctima para convertirte en quien tiene el control sobre el asunto, a aclarar el camino que tienes por delante, a cuidar de los conflictos con tu pareja, y lo más importante, a vivir una BUENA vida en medio de la infertilidad. Este libro está plagado de consejos y técnicas para ayudar a que el camino de tu infertilidad ¡SEA MENOS FRUSTRANTE!

Quién debería leer este libro

- Personas que hayan sido diagnosticadas recientemente con infertilidad, quienes están atravesando y/o tuvieron o tendrán pronto su primera consulta.
- Personas que estén preparadas para comenzar a construir una familia y estén experimentando algunos desafíos personales.
- Amigos y familiares que están apoyando a sus seres queridos en su conflicto con la infertilidad.
- Mentes generalmente curiosas que quieran saber y aprender acerca del entendimiento del dolor emocional asociado a la infertilidad. Sinceramente espero que este libro los ayude en su búsqueda sobre la comprensión de la infertilidad. Mi filosofía ante todo lo que hago en la vida, ya sea enseñar, hablar, escribir o entrenar, es tener un impacto positivo en al menos una persona. Espero que tú seas esa persona.

INTRODUCCIÓN

100 Preguntas sobre la infertilidad y sus Respuestas

Un eBook de Pradeepa Narayanaswamy
Entrenadora en Fertilidad
Hello@PradeepaFertilityCoach.com
©www.PradeepaFertilityCoach.com

Quisiera ofrecerte la versión digital GRATUITA del libro 100 preguntas sobre infertilidad y sus respuestas. Cuando se trata de enfrentar la infertilidad, visitar por primera vez una clínica de fertilidad puede ser tan emocionante como desalentador. Muchos no saben qué esperar y a menudo pueden no estar preparados para su primera visita. Esta lista de preguntas te dará las armas para poder hacer las preguntas necesarias a tu doctor y prepararte para una visita exitosa, así como también una gran cantidad de valiosa información para las decisiones que debas tomar en los siguientes pasos.

Aunque la meta definitiva de la clínica de fertilidad y

de la consulta médica es que quedes y puedas mantenerte embarazada con los tratamientos prescritos, el viaje hacia la fertilidad y el tratamiento en sí mismo pueden ser muy complicados. Estas preguntas te ayudarán a tomar las decisiones adecuadas para elegir las opciones que mejor se ajusten a tus necesidades y finanzas, ya que los tratamientos tienden a ser muy costosos y a menudo requieren dinero con el que uno no cuenta.

El libro tiene una lista de 100 preguntas que he dividido en diferentes sub-secciones. Cada una de éstas secciones tiene un propósito específico que te ayudará a hacer las preguntas correctas. Estas preguntas no han sido pensadas para ser utilizadas al pie de la letra, pero son de mucha ayuda para guiarte a la hora de tener una conversación con tu doctor en fertilidad y con la clínica en sí de una manera mucho más rica. Escoge las preguntas que son relevantes según la parte del viaje en la que te encuentras y agrega cualquier cosa de tu propia lista antes de tu primera visita.

https://pradeepafertilitycoach.com/free-e-book/
¡Mis mejores deseos para tu viaje hacia la fertilidad!

CAPÍTULO UNO: ¿QUIÉN SOY?

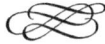

Soy una guerrera que durante doce años luchó contra la infertilidad y se convirtió en entrenadora en fertilidad. Mi misión es ayudar a que el viaje de TU infertilidad sea menos frustrante, pero además de eso, ¿quién es Pradeepa? Compartiré un poco más sobre mí. Soy un dragón de fuego. En realidad ese es mi símbolo en el horóscopo Chino y realmente me gusta porque un dragón tiene ambos, poder y fuego. Este no es un tipo de fuego destructivo, es un fuego que enciende a las personas, y utilizo ésta luz para iluminar a mis clientes. Amo viajar alrededor del mundo y también soy vegetariana, así que donde sea que vaya, siempre suelo encontrar algunos platos vegetarianos regionales que quiero probar. Muchos de mis amigos y colegas aprecian mucho mi capacidad de escuchar;

de hecho, soy muy buena escuchando, pues no soy sólo una oyente. Me gusta auto-proclamarme como una oyente pasional. Que frase tan poderosa, oyente pasional. Este es un término acuñado por Harriet Lerner, una psicóloga muy famosa, autora, y oradora. Según ella, la escucha pasional significa escuchar con la misma pasión con la que queremos ser escuchados. Esa es quien yo soy. No es una habilidad innata. Trabajé muy duro para volverme una oyente pasional, para ser una oyente apasionada para mis clientes, y en realidad eso ayuda tremendamente al ser entrenadora.

También soy una contadora de verdades. No endulzo las cosas. Decirle a mis clientes lo que veo, siento y escucho es parte del servicio que brindo.

Por último, pero no menos importante, hay un detalle más que quiero compartir acerca de mí. ¿Han visto la serie de TV Monk? Si no la conocen, es acerca de un famoso detective que resuelve crímenes asombrosos. Hay una característica que he aprendido viendo esta serie. Monk tiene TOC - Trastorno Obsesivo Compulsivo. Necesita que todo esté perfectamente organizado para él. Si abre su armario, sus perchas (o gancho para la ropa) tienen que estar a la misma distancia una de otra. Si una percha está fuera de lugar por tan sólo una pulgada, él tiene que moverla. Y de esta manera él muestran su TOC.

Cuando reflexionaba sobre ésta característica, me puse a pensar en que yo también tengo un poco de TOC. Por ejemplo, me gusta tener mi casa siempre muy limpia y organizada. Así que luego de ver Monk, hice un experimento para evaluarme a mí misma. Ví unas cuantas migas de comida en el piso y me quedé esperando a ver durante cuánto tiempo podía ignorarlas. ¿Sabes qué? Fui capaz de ignorar las migas de comida por dos minutos enteros. Luego de dos minutos, tuve que limpiarlas. Luego de eso, comencé a llamarme a mí misma Sra. Monk.

Así que eso es un poco acerca de mí. Estoy muy emocionada de que hayas decidido darle una oportunidad a éste libro. Y estoy también muy emocionada de poder estar junto a tí en tu viaje a lo largo de este libro.

CAPÍTULO DOS: ANTES DE COMENZAR

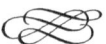

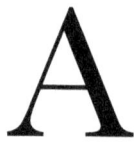ntes de comenzar, quiero darte algunos consejos de cómo tener una mejor experiencia con este libro.

Busca un lugar tranquilo para evaluar el libro de ejercicios. Este libro es acerca de tu viaje a través de tu infertilidad y acerca de lo que estás atravesando y cómo te sientes al respecto. Es acerca de TÍ. No quieres que nada te distraiga.

Hay un capítulo para parejas/compañeros. Cuando estés leyendo esa sección, si estás en pareja, traten de leerla juntos.

Asegúrate de tener lápiz y papel a mano. Habrá muchas cosas sobre las cuales reflexionar. Habrá muchas cosas de las cuales querrás tomar nota, así que, otra vez, asegúrate de tener lápiz y papel a mano.

Por favor asegúrate también de tener el curso del libro de ejercicios impreso utilizando el enlace al final de este capítulo. Luego de cada capítulo, tendrás siempre la oportunidad de realizar algunas actividades en el libro de ejercicios.

A continuación toma una taza caliente de tu bebida favorita. También te recomiendo tener pañuelos desechables junto a tí porque la infertilidad puede ser dura dependiendo de en qué parte de tu viaje te encuentres. Quizás recién estás comenzando y no tienes idea de cómo será para tí. Quizás estás a mitad de tu viaje y atravesando toda clase de dolores. O simplemente has agotado todas las opciones posibles y estás luchando por saber qué hacer a continuación. Por estas razones y muchas otras, ten algunos pañuelos desechables junto a tí.

1. Lee el libro en el orden sugerido. He ordenado los capítulos de manera que cada uno se desarrolle basado en el anterior.
2. Luego de cada lección habrá una actividad en el libro de ejercicios, y te guiaré a través de lo que necesitas hacer en cada ejercicio.

Es mejor hacerlo tras aprender la lección si es posible.
3. Nuevamente, si aún no has impreso tu libro de ejercicios, asegúrate de hacerlo porque de allí es de donde sacarás lo máximo de este libro.
4. Haz pausas y tómate todo el tiempo que necesites entre un capítulo y el siguiente. La infertilidad no es algo fácil. Puede ser un viaje muy duro y doloroso para muchos de ustedes. Este libro te guiará a través de muchísimas reflexiones, las cuales pueden traerte muchas emociones. Honra esas emociones y reflexiona tanto como puedas haciendo las pausas necesarias durante el tiempo que sea necesario.
5. Continúa reflexionando tanto como puedas.

Aquí hay un breve repaso de los diversos capítulos de este libro.

1. ¿Por qué me importa la infertilidad? Compartiré mi historia y hablaré acerca de por qué me importa poder apoyar a las

personas que están atravesando la infertilidad.

2. ¿Qué es la infertilidad? Hablaré un poco acerca de qué es la infertilidad, y compartiré algunos hechos puntuales contigo. Cuando descubrí estas cosas por primera vez, pensé, guau, esto es enorme, así que quiero compartir todo eso contigo.

3. Como mujer, ¿Cómo es atravesar este viaje? ¿De qué manera te muestras durante tu viaje? ¿Qué puedes hacer?

4. Como hombre, ¿Cómo es atravesar este viaje? ¿De qué manera te muestras durante tu viaje? ¿Qué puedes hacer?

5. Como pareja, ¿En qué medida la infertilidad afecta la relación con tu pareja? Compartiré consejos y técnicas para ayudarte a restaurar tu relación.

6. Familia y amigos - ¿Cómo podemos olvidarnos de nuestros amigos y familia? Son personas que realmente se preocupan por nosotros y nos aman. Están siempre luchando por saber de qué manera ayudarnos, y este capítulo es perfecto para ellos. ¿Qué cosas decir y hacer, y cuáles son las cosas que no deben decir ni hacer?

7. Reuniéndolo todo.
8. Los siguientes pasos y algunos recursos útiles. Cubriremos algunos de los pasos más importantes que darás luego, y voy a dejarte algunos recursos maravillosos que te ayudarán a educarte sobre la infertilidad.

Así que estos son los diferentes capítulos de este libro. Ahora que estás llegando al final de este capítulo, simplemente voy a repetirlo una vez más. Asegúrate de descargar el libro de ejercicios utilizando en enlace que dejo a continuación.

Una vez descargado, imprímelo.

https://pradeepafertilitycoach.com/infertility-can-suck-less-workbook/

CAPÍTULO TRES: ¿POR QUÉ ME IMPORTA LA ESTERILIDAD?

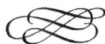

¿Por qué me importa la infertilidad?

Mi experiencia personal con la infertilidad abrió mis ojos a la necesidad extrema de apoyar y servir en un mundo en el cual muchas personas también están experimentando la infertilidad y atravesando sus propios viajes. Entiendo que es un proceso acerca del cual la gente no quiere hablar o no sabe con quién hacerlo.

Por eso quiero hablar contigo sobre esto y compartir mi historia. Para ello, quiero que regresemos al año 2000.

En ese año me casé.

Siendo originaria de India, en septiembre del 2000,

llegué a New York, Long Island, para ser exacta, y mi vida era buena. Me divertía mucho, y era muy alegre. Pasaron muchos años. Si tú eres de una familia India, o incluso de una familia del Sudeste Asiático, tras algunos años la gente comienza a hacerte estas preguntas: ¿Cuándo vas a tener un hijo? ¿Qué esperas?

Finalmente quedé embarazada en 2006.

Estábamos muy felices.

Nos llevó un tiempo, pero finalmente lo logramos. Compartimos la noticia del embarazo con todos nuestros amigos cercanos y nuestras familias. Poco sabía en ese momento que este embarazo cambiaría mi vida para siempre. De hecho, la cambió tras sólo once semanas. A mitad de la noche sentí un dolor en mi estómago, e inmediatamente supe que algo no andaba bien.

Sufrí un aborto espontáneo.

Esa fue la primera dificultad real que tuve que atravesar en mi vida.

Sentía tanta pena, tanto dolor.

Aun puedo recordar aquellos días luego de mi

aborto espontáneo. Cada mañana recibía llamadas de mis padres y mi madrastra desde la India. Odiaba esas llamadas, para ser sincera.

Me recordaban tanto la pérdida que había sufrido. Sólo quería desaparecer de la faz de la tierra y alejarme del dolor. Estaba sufriendo, y me tomó un tiempo salir de ese estado. Pero lo hice, y quedé embarazada por segunda vez, para nuevamente perder otro bebé. Y ocurrió una tercera vez.

Tuve otro aborto espontáneo. Allí fue cuando hablé con el doctor. El doctor me dijo que no sabía qué estaba ocurriendo y me refirió a un especialista. En aquel entonces, vivía en Minneapolis, y fui remitida al Dr. Bruce Campbell. Por primera vez en mi vida escuché las palabras *reproducción asistida,* y me dio curiosidad. Pensé, *guau, hay asistencia disponible para reproducirse.*

Comencé a tener la esperanza de que quizás este doctor podría ayudarme, incluso si no sabíamos qué ocurría. Después de todo, esto era algo que no podía hacer sin asistencia. Necesitaba asistencia para engendrar. *¡Uff!*

Soy una persona que no se rinde fácilmente. Conocimos al Dr. Campbell, y él era una persona maravillosa. Aún lo recuerdo. Nos dio todos los protocolos. Algunos de los tratamientos iniciales no funcionaron, así que fuimos puestos en tratamientos más rigurosos. El primer tratamiento que intentaron conmigo fue IIU - Inseminación IntraUterina. Puede que te resulte familiar el término si estás atravesando tratamientos de fertilidad. Tuvimos tres ciclos, y todos ellos fracasaron.

Entonces fuimos juntos otra vez a ver al Dr. Campbell y nos sugirió que intentáramos con FIV - Fertilización In Vitro. Incluso hoy, la FIV es el mejor de los tratamientos de fertilidad estándar.

Soy el tipo de persona que lee artículos e investiga. Luego de investigar sobre FIV, me emocioné porque la información y los hechos sobre los cuales leía me hacían sentir más positiva. Las tasas de éxito comparadas a las de la IIU eran muy significativas.

Déjame contarte un poco sobre esto. No es un proceso que se realiza sólo una vez en el que tú vas al consultorio médico y haces el tratamiento. Es un proceso largo y muy riguroso. Cada ciclo dura unos cuantos meses, con un montón de inyecciones, un montón de medicamentos, un montón de análisis de sangre y absoluta disciplina. Es lo que se espera. ¿Sabes qué? estaba de acuerdo con todo eso. Eran todos procedimientos necesarios, y soy una persona muy fuerte. Sabía que podía lograrlo, que lo aguantaría - y lo hice. Simplemente lo hice.

Soporté cada parte de esos tratamientos con muchísimo optimismo, y con muchísimas esperanzas. Estaba determinada a atravesar este viaje.

Completé el ciclo de FIV, y, ¡finalmente llegó mi día! Aquella mañana cuando todos mis análisis de sangre habían concluido, por la tarde el doctor me llamaría y me diría que estaba embarazada. Aún recuerdo aquel día. No pude dormir la noche anterior porque estaba súper emocionada. Me levanté a las cinco, me vestí, me preparé, y era la primera persona en la clínica para cuando abrieron; estaba lista para que tomaran una nueva muestra de mi sangre. Así de ansiosa estaba. Y así de comprometida. Me hicieron mi análisis de sangre y me fui a trabajar.

Estuve muy distraída ese día. Tenía un teléfono Blackberry en aquel entonces, y estaba revisándolo cada dos minutos. ¿Y si el doctor me había llamado? Sabía que típicamente no me llamaría en la mañana como la enfermera me había dicho, ¿pero y si lo hacía...? ¿Y si tenía los resultados antes de lo previsto y simplemente quería compartir conmigo la buena noticia de que ¡la infertilidad puede ser menos frustrante!? Estás embarazada - *¡Felicitaciones! ¡Funcionó!*.

Estuve muy distraída mirando mi móvil todo el día. Sin embargo, esa misma tarde, por alguna razón, perdí la llamada. Reconocí el número inmediatamente porque sabía el número de la clínica de memoria, por haber llamado tantas veces. Con mis manos temblando llamé a mi buzón de voz y escuché el mensaje del Dr. Campbell. Todo lo que oí fue, *"Pradeepa, lo siento muchísimo..."* Apenas escuché esto, vi como mi teléfono caía de mis manos. Literalmente, se cayó.

Mis lágrimas comenzaron a rodar por mis mejillas incontrolablemente.

No podía detenerlas. Era más fuerte que yo.

Pensaba que este sería mi día. Pero no lo fue. Entonces comprendí que estaba en el trabajo. Tomé mi teléfono y sequé mis lágrimas rápidamente. Corrí al escritorio, tomé mi bolso y me fui.

Mi colega estaba sentada en el escritorio que estaba

junto al mío y me miró como, *¿Qué ocurre?* Simplemente corrí tan rápido como pude hasta mi auto. No quería estar ahí. Mi primer FIV había fracasado, incluso tras haberme entregado por completo a todo el proceso. Estuve sollozando por un rato. El tan llamado estándar dorado NO FUNCIONÓ conmigo. ¿Qué podía hacer? Me sentía perdida.

Pero como dije, no me rindo fácilmente. Volví al consultorio del Dr. Campbell y le pregunté qué deberíamos hacer. Él sugirió que cambiáramos el protocolo. Lo intentamos otra vez.

No funcionó. Lo intentamos otra vez, y otra más. Primero, segundo, tercero, cuarto, quinto, sexto, séptimo, octavo intento. Ocho intentos fallidos de FIV. Era ¡AGOTADOR!

Era como si cada vez que comenzaba el tratamiento estuviera subiendo las escaleras de un edificio de treinta pisos de altura, solo para caer desde la ventana más alta y destrozarme en pedazos. Tenía que recoger las piezas, reconstruirme y subir esas escaleras nuevamente. Y así fue mi vida con todos mis tratamientos y fracasos de FIV.

Simplemente me rendí.

Todas las inyecciones y medicamentos me afectaron físicamente, como lo hicieron las hormonas, todas las pérdidas, y todos los fracasos. Me afectó emocional y mentalmente, y también espiritualmente otro tanto. Evadí volver a la India durante cuatro años dando cualquier tipo de excusas de por qué no podía ir. ¿Sabes por qué no quería ir? Porque no quería que mi esposo tuviera que enfrentar las preguntas inevitables que le harían.

En el trabajo fingía y ponía una careta como de que todo era perfecto. Nadie sabía nada acerca de mi lucha personal con la infertilidad o que la relación con mi esposo también se estaba viendo afectada a causa de ello.

Sentía que estaba en una isla luchando y sufriendo sola y me sentía sola. No tenía a nadie que pudiera entender por lo que estaba pasando.

No sabía qué preguntarle a mi esposo. Y él no sabía cómo apoyarme, y no nos estábamos comunicando entre nosotros.

Nuestra intimidad y nuestra relación estaba sufriendo.

Me sentía tan sola.

Era tan difícil. Estaba sufriendo tanto.

Estaba desesperada. Estaba celosa. Toda la gente que me rodeaba estaba quedando embarazada. Todas mis amigas y los miembros de mi familia que se habían casado después que mi, estaban quedando embarazadas, teniendo bebés y festejando cumpleaños.

Me preguntaba, *¿Por qué yo no? ¿Por qué escogiste que sea de ésta manera?*

Esa fue mi vida durante ocho años y tras muchos tratamientos. ¿Sabes cuál era la parte más frustrante acerca de la infertilidad durante mi viaje? Nuestro diagnóstico estaba etiquetado como ¡INFERTILIDAD INEXPLICABLE! Eso significa que, "No hay razón aparente para tu infertilidad." Fue difícil, me volvía loca, y era muy frustrante. Atravesé todos los exámenes y procedimientos posibles que había; lo único que los doctores aún no habían hecho era abrir mi cuerpo. Mi vida cambió por completo. Era MUY difícil convivir con ese diagnóstico.

Tras el octavo fracaso con cuatro doctores diferentes, mi esposo sugirió que lo intentaramos una vez más. Nunca había dicho esto, pero le dije a mi esposo, "No, no puedo seguir haciendo esto". Él respetó mi decisión. Fue entonces cuando ambos decidimos ir por la ruta de la adopción, y comenzamos el papeleo inmediatamente.

Me tomó más de tres años realmente continuar y hacer las paces con mi infertilidad.

Luché muchísimo, y aprendí mucho de mi viaje sobre qué hacer y qué no hacer.

Sé cuán horrible es este viaje. Fue verdaderamente horrible para mí.

Desearía haber tenido una Pradeepa en aquel entonces para que me apoyara. Seguramente mi viaje hubiera sido diferente y mi actitud hubiera sido diferente también. No hubiera cometido los mismos errores y hubiera tenido una experiencia mucho más positiva.

Llámame loca, pero estoy agradecida de mi infertilidad porque me dio un propósito mucho más grande en la vida: Apoyar a quienes atraviesan su infertilidad. Por esto fue que me convertí en entrenadora en fertilidad. Entreno tanto a individuos como a parejas, quienes quieren tener control sobre sus propias vidas y mantenerse energizados y positivos mientras siguen adelante con su infertilidad.

Hago lo que hago hoy (haberme vuelto una entrenadora en fertilidad) para ayudar a hombres y mujeres y parejas a que su viaje no los frustre tanto. ¿Sabes cuál es mi misión?

Mi misión es hacer que TU viaje a través de la infertilidad sea menos frustrante.

No voy a decirte que "no será frustrante en absoluto" porque en cierto grado, en algún punto tu viaje va a ser desafortunado.

Hay una grieta de esperanza en mi historia. Adoptamos a nuestro hijo Kartik.

Recién cumplió siete años. Llegó a nuestras vidas hace tres años. Soy una madre, y él realmente cambió mi vida para algo mejor.

Como dije, mi viaje me frustró, y cuando estaba atravesándolo, sólo seguía y seguía y seguía, pero aun así estaba completamente ATASCADA. Sin detenerme por un segundo y sin pensar o reflexionar. Nunca jamás lo hice. Nunca soñé como sería mi viaje ideal. Nunca lo hice. ¿Pero sabes qué? No importa en qué punto de tu viaje te encuentres hoy, ya sea que estés comenzando, o a mitad de camino de tus tratamientos, o si eres una veterana de la FIV como yo, estuve exactamente donde tú estás en tu viaje en este momento. Quiero que te tomes un momento para soñar tu viaje ideal. Esto te ayudará a ser más intencional acerca de tu viaje.

Te invito a soñar tu VIAJE IDEAL
- Puedes escribir
- Puedes dibujar o pintar
- Puedes cantar.
- Puedes bailar.
- Puedes escribir una canción.
- Cualquier cosa pueda ayudarte a canalizar tu creatividad para SOÑAR.

Para ello, ve al enlace que hay debajo para descargar tu copia del libro de ejercicios. Una vez descargado, por favor imprímelo.

https://pradeepafertilitycoach.com/infertility-can-suck-less-workbook/

CAPÍTULO CUATRO: ¿QUÉ ES LA INFERTILIDAD?

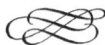

Espero que hayas tenido un sueño asombroso de tu viaje a través de la infertilidad. Ahora estamos en el siguiente capítulo, el cual es una introducción a la infertilidad. Aquí es cuando voy a compartir algunas cosas contigo, incluso sin ser una doctora en medicina.

Sólo voy a darte un poco de información desde el lado médico de la historia. Es importante entender qué es la infertilidad. Voy a explicártelo con mis propias palabras y términos. Si estás teniendo relaciones sexuales regularmente durante doce meses e intentando quedar embarazada pero no está ocurriendo, quizás seas infértil. También, si al crecer tu cuerpo o el cuerpo de tu pareja fue dañado y esto no les permite tener un hijo, también ésto está determinado como infertilidad.

Voy a compartir algunos hechos rápidos sobre la infertilidad. ¿Sabes cuántas parejas sufren de infertilidad?

Una de cada ocho parejas sufre de infertilidad, y eso es bastante. Si estás en un cuarto con diez parejas que están en el rango de edad de tener un hijo, hay una probabilidad muy elevada de que una de esas parejas sea infértil. La mayor parte de las veces, la infertilidad y los desafíos asociados a ella se enfocan principalmente en la mujer. Pero no sólo es el factor femenino: el 33 por ciento es atribuido al factor femenino, otro 33 por ciento es atribuido al factor masculino, y el 33 por ciento restante es una combinación de ambos o es inexplicable, como en nuestro caso.

¿Sabías que el 11.9 por ciento (casi el 12 por ciento) de las mujeres en realidad atraviesan tratamientos por infertilidad en sus vidas? Eso es doce mujeres de cada cien, y es mucho.

Tomemos las parejas de entre veintinueve y treinta años de edad con un funcionamiento reproductivo normal quienes no enfrentan desafíos ni han tenido problemas previos. ¿Sabías que la posibilidad de estas parejas de concebir en cualquier mes es solamente de entre el 10 y el 25 por ciento? Yo no lo sabía, y ese es un porcentaje muy pequeño.

Tras intentarlo durante seis meses, sólo el 60 por ciento de ellas quedan embarazadas sin ningún tipo de asistencia médica. Eso quiere decir que el 40 por ciento de nuestra población de alguna manera está siendo asistida médicamente para quedar embarazada.

¿Por qué estoy hablando de todas éstas estadísticas? Cuando estaba pasando por esto, no sabía nada al respecto. Muchos de nosotros creemos que estamos pasando por algo lamentable, especialmente si es un viaje realmente duro. No estoy tratando de minimizar tu situación ni tu viaje, pero ésta es una lista de hechos que en realidad pueden darte algo de perspectiva. No estás por tu cuenta. No estás sola ni estás solo.

Hay tanta gente en el mundo padeciendo infertilidad, y éstos son sólo datos para tí. Es un complejo y enorme problema. Uno de mis amigos hombres que se enfrentó al desafío de la infertilidad en persona me dijo éstas palabras exactas. Este es un problema complejamente masivo que simplemente no comprendemos que existe.

¿Sabes de qué manera el mundo trata con el tema de la infertilidad? Simplemente no hablamos de él. Es un *sh-sh,* un tema de tabú en muchas culturas, incluyendo la cultura de la cual provengo en la India; es un tema muy sensible. Hay demasiados estigmas en torno a ello. Déjenme ser muy honesta con todos ustedes. Hasta que mi OB-GYN me dijo que debería visitar a un especialista en fertilidad, era muy ingenua y no tenía idea de que los desafíos y tratamientos para la fertilidad existían. Mientras crecía, nunca escuché de nadie en mi familia o fuera de mi familia hablar de ello abiertamente. La gente no habla de éstas cosas. Y mucha gente no sabe cómo encarar el tema. No hay una proyección de la infertilidad. Hay una gran falta de conciencia al respecto.

¡Y ese es el siguiente desafío!

Si no eres consciente de ello o si no quieres hablar del tema, ¿cómo se supone que apoyes a alguien que está atravesando los desafíos de la infertilidad? ¿Qué les dices y qué no les dices? Tengo un capítulo dedicado a los amigos y familiares repleto de consejos y técnicas para apoyar a sus seres queridos que atraviesan la infertilidad.

Es hora del libro de ejercicios. Ve al enlace debajo para descargar tu copia del libro de ejercicios. Una vez que lo descargues, por favor imprímelo. En el libro de ejercicios, busca en qué parte de tu viaje estás y agrega preguntas o hechos de los cuales quieras encontrar sus respuestas. https://pradeepafertilitycoach.com/infertility-can-suck-less-workbook/

CAPÍTULO CINCO: ENFRENTANDO LA INFERTILIDAD COMO MUJER

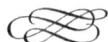

Como mujer, atravesé un demasiado largo, difícil y doloroso viaje por la infertilidad. Puede no ser igual para ti, pero estoy segura de que mis experiencias resonarán en tí. Hay muchos factores que se dan con la infertilidad, y compartiré, basada en mi experiencia, algunos de los que se presentaron durante mi viaje.

Hubo muchas incertidumbres - nunca supe realmente qué pasaría, qué tipo de tratamiento funcionaría conmigo, o qué más necesitaba hacer para que fuese exitoso. Y eso era muy frustrante. ¡De veras, muy frustrante! Mi camino no era claro. Era como si estuviera utilizando gafas untadas con vaselina - no importaba cuán duro intentara limpiar mis gafas, simplemente no se iba. Me sentí muy atascada y muy desesperada por saber qué debería hacer a continuación. Eso de verdad, consumió mi energía. Mi nivel de energía era dramáticamente bajo.

Era muy difícil saber que no tenía ningún tipo de control sobre mi infertilidad. Simplemente seguía y seguía y seguía, incluso mientras los meses y los años seguían transcurriendo. Hubo tantos fracasos durante mi viaje, y yo estaba completamente atascada con mi infertilidad. Era como estar atrapada en arenas movedizas que lo único que hacían era absorberme y hundirme cada vez más y más. Estaba desesperada por encontrar una rama de la cual sostenerme para trepar. Y había demasiada culpa; incluso cuando no podían encontrar ningún problema real en mí, aun así, mi mente seguía preguntando, ¿por qué no? ¿Por qué me está ocurriendo esto a mí? ¿Qué tengo de malo? Era como si tuviera este enorme signo de interrogación en mi cabeza todo el tiempo.

Para muchos de nosotros, la depresión situacional ocurre. No es una depresión clínica, es situacional, específicamente a causa de la infertilidad. Esa es la situación.

Y si estás atravesando tratamientos de fertilidad, sabes muy bien de la GRAN cantidad de inyecciones dadas; no hay modo de que funcione sin ellas. Hay tantas inyecciones. No es que sólo recibes una inyección y ya, son muchas inyecciones cada día, y debes ser absolutamente disciplinada acerca de ellas. Absolutamente disciplinada. Y para mí fueron ocho años de esa disciplina durante los tratamientos.

En el capítulo anterior hablé un poco sobre mi viaje, pero en éste capítulo, como mujer, quiero llevarte a través de las diferentes emociones que experimenté durante ese viaje. Para ello usaré una herramienta llamada mapa de viaje; debido a que mi viaje duró ocho años, no podré mostrarlo todo en ésta página. Sólo tomaré un pequeño segmento de él. Es mi primer ciclo de donantes, así que es en realidad mi sexto intento de FIV, y aquí está el mapa.

Una vez que confeccioné este mapa, me ayudó a reflejar mis propias grietas y acciones. Me ayudó a comprender en qué lugares estaba estancada y reveló mis motivaciones y las decisiones que estaba tomando. El beneficio de crear este mapa de viaje ayudará a que uno tome el control de sus propias acciones y pueda cambiarlas según lo desee.

LA INFERTILIDAD PUEDE SER MENOS FRUSTRANTE

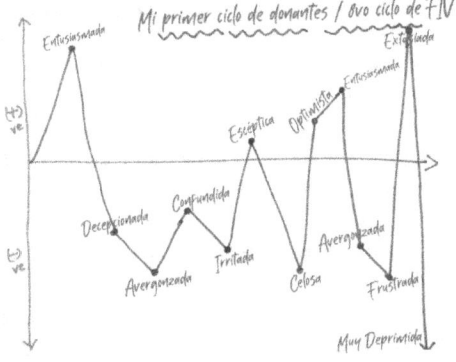

En el fondo están todas mis emociones positivas. También podrás ver todas mis emociones negativas durante el transcurso del ciclo. Fuimos a visitar a un nuevo doctor, el Dr. Sherbahn, quien tenía un muy buen historial. Hice todas mis investigaciones y estaba muy, muy animada por mi viaje. Fue emocionante verlo por primera vez. El sólo hecho de oír que lo que él tenía para ofrecer era diferente; sentía que podía ayudarme a finalmente quedar embarazada. Así que, simplemente voy a expresar mis emociones. Estoy muy entusiasmada por hacerlo. De eso se trata todo esto. Cuando él estaba revisando nuestros registros durante nuestra primera visita, notó que había atravesado tantos tratamientos de FIV que habían fallado que inmediatamente recomendó una donante de óvulos.

BOOM!

Me sentí muy decepcionada al escuchar eso. Esto es todo. Mis óvulos están dañados. Ya no funcionan más. Estaba TAN avergonzada. Estaba también muy confundida y comencé a tener todas estas historias en mi cabeza de "qué tal si". Qué tal si uso óvulos de una donante y puedo concebir, y entonces atravieso todo el proceso del embarazo y tengo un bebé; el bebé no va a parecerse a mí. Ese bebé no tendrá ninguno de mis rasgos ni características. Ese era mi temor. Estaba muy confundida. Y sabiendo que el esperma de mi esposo sería utilizado en el proceso, me enojaba con él por eso. Estaba realmente loca, irritada y molesta. Aquí estaba yo, había pasado por todas las cosas del ciclo de FIV, y ahora tenía que usar óvulos de una donante. Eso en sí mismo fue un golpe verdaderamente duro para mí. Y nada cambiaría para él. Nada sería diferente para él. ¡ESTABA TAN LOCA! No le hablé por algunos días luego de eso, y estaba constantemente irritada durante cada interacción que tenía con él.

Tuve que superar la idea de utilizar una donante de óvulos porque me estaba convirtiendo en una persona que nadie quería tener cerca. De alguna manera tenía que tomar conciencia de esto. Como dije anteriormente, no me rindo fácilmente, pero así y todo me llevó un tiempo lograrlo por mis propios medios.

Mientras estábamos atravesando el ciclo de FIV, la vida continuaba. ¿Adivina qué? Una de mis amigas más cercanas anunció su embarazo.

Estaba feliz, pero también triste, enojada y celosa. No podía evitarlo. Era realmente muy difícil reconocer que estaba celosa del embarazo de mi amiga. No había nada de maldad detrás de mis sentimientos, incluso me castigaba a mí misma por estar teniendo esas emociones. ¿Qué clase de amiga soy? No soy una buena amiga, soy un ¡MONSTRUO! Y eso hacía aún más difícil saber cuál era mi siguiente paso.

De alguna manera debía prepararme para mi ciclo de donantes e intentar ser positiva por difícil que fuese. Me vi a mí misma divirtiéndome al ver los perfiles de las donantes. Mi esposo me pidió que decidiera qué perfil quería. Él no tuvo parte en mirar o seleccionar a la donante. Atravesé el proceso de selección buscando a una donante que sintiera que tenía cosas en común conmigo. ¿Y sabes qué? Estaba mucho más animada porque el procedimiento ya estaba progresando.

Lo único que quedaba por hacer era implantar los embriones, lo cual hice, y entonces fui a hacerme el análisis de sangre. Mientras tanto, por supuesto, la vida no se detuvo para mí en el trabajo. Otra vez tenía que fingir, simular que la vida era genial. Sentí mucha vergüenza. Una vez más, en un intento por evadir esa sensación, pretendía que todo estaba bien conmigo. Nadie sabía lo que ocurría. Incluso tras todos esos intentos y todos esos ciclos y todo lo que estaba ocurriendo conmigo, aún me sentía muy avergonzada de mi infertilidad. Estaba agarrada de eso, lo cual me distraía en el trabajo. Mis colegas tenían hijos, y ellos hablaban de sus hijos, lo cual a veces era frustrante para mí.

Pero esta vez, tras hacerme mi análisis de sangre, estaba segura de estar embarazada. De hecho, esa fue la única vez en mi viaje por las FIV en la que tuve un resultado de embarazo positivo - y estaba embarazada de mellizos. Estaba súper entusiasmada. Estaba muy emocionada. Pensaba, guau, ya está. Toda la decepción, la vergüenza, la confusión, la meditación, el escepticismo, lentamente comenzaron a desaparecer y a alejarse y fueron reemplazados por mi entusiasmo.

Esta vez fuimos muy cuidadosos. No le dimos la

noticia a nadie. Queríamos asegurarnos de que todo estuviera bien, fue entonces cuando el universo me puso a prueba nuevamente. Algunas semanas tras el resultado positivo del examen, sabía que algo no estaba bien con mi cuerpo. Inmediatamente volví a ver al doctor. Luego de algunas pruebas, él anunció que lentamente estaba perdiendo a los bebés. Ellos no sobrevivirían. El doctor ya no estaba escuchando sus latidos. Mi mundo se destrozó por completo.

Si, aquí es donde quería dejar de hablar sobre este viaje, verías que en su mayoría fue como una montaña rusa emocional. Y sólo estoy hablando de un pequeño ciclo junto a todos los diferentes tratamientos que tuve.

Para ponerle un poco de color a este gráfico, encontré algunas pegatinas con emojis en Michaels. Puedes encontrar estas pegatinas en diversas tiendas de arte y decoración. Así que cuando estaba animada, lo representaba con una de esas pegatinas en el gráfico.

Tras ello, estaba decepcionada y avergonzada porque me habían sugerido que utilizara óvulos de una donante en lugar de los míos. Por esto estaba triste, enojada y confundida - allí es donde pondría la pegatina con el ceño fruncido. Con mi sentimiento de vergüenza, estaba completamente irritada y molesta con mi esposo, así como confundida. Lentamente me estaba convirtiendo en una escéptica, y fue entonces cuando mi amiga anunció su embarazo, y yo me puse celosa.

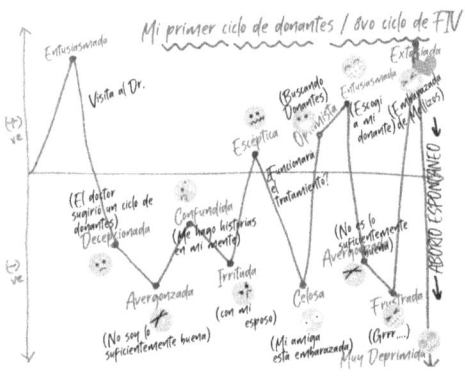

Así es cómo este mapa muestra mi gran abanico de emociones. Y cómo mi sonrisa regresó a medida que me volvía más optimista mientras chequeaba los perfiles de las donantes. A este punto, comencé a recuperar mi sonrisa poco a poco, y cuando escogí a la mujer de la cual utilizaría sus óvulos, estaba muy entusiasmada, y todo era sonrisas. Luego un gran factor de vergüenza regresó a mí al no poder expresar en mi trabajo cómo me sentía. Era muy frustrante para mí tener que escuchar las historias de los bebés de la gente y ver mujeres embarazadas en el trabajo. Eso fue realmente muy difícil para mí.

Entonces quedé embarazada de mellizos, y todo eran sonrisas. Quería poner otra pegatina con una sonrisa porque estaba muy feliz. Pero esa felicidad se me fue quitada cuando perdí a los mellizos. Puedes utilizar muchos tipos de pegatinas para mostrar tus emociones, y yo quería mostrar las mías a modo de ejemplo.

Este es mi mapa de viaje en mi primer ciclo de donantes. La razón por la cual estoy utilizando estas pegatinas es porque me ayudan a capturar mis emociones en el momento y mostrar cómo fueron los altibajos de mi viaje, y también esto puede ayudarte a tí. Entender la diversidad de emociones en diferentes puntos del proceso. Puede ayudarte reconocer realmente por lo que estás pasando. Puede también ayudarte a ser más intencional acerca de cómo enfrentar esas emociones y qué harás a continuación.

Puedes notar que pasé mucho tiempo manteniendo esta disciplina. Había un montón de factores externos también, como acupuntura, yoga, dietas, té, y muchas otras advertencias dirigidas a las mujeres. Intenté todas y cada una de ellas por desesperación. Mencioné que mi viaje tuvo varios paseos en una montaña rusa, y si bien mi mapa de viaje sólo muestra un muy breve período de tiempo, puedes ver los muchísimos altibajos que he experimentado.

En mi FRUSTRÓMETRO, mi nivel de frustración estaba todo el tiempo elevado. Era tanto que atravesaba el techo.

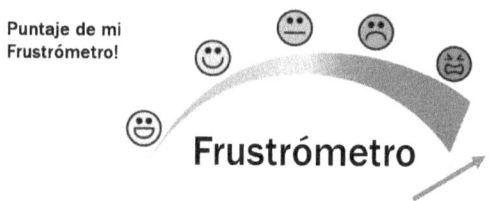

Estaba tan alto que pensaba que el medidor se rompería si tuviera un medidor real, físico. Así es como fue para mí. Me sentía sola, y estaba avergonzada. Estaba temerosa porque el tiempo se estaba terminando para mí. Estaba muy preocupada. Tan desesperada. Seguía pensando, *por favor deja que ésta sea mi oportunidad,* y cuando las cosas no ocurrieron, me sentí demasiado frustrada. Me sentí inadecuada, culpable y celosa. Eran demasiadas emociones. Era definitivamente como estar en una montaña rusa para mí, y ese viaje estaba lleno de incidentes.

Me encantaría que te tomes un momento para

dibujar un mapa de viaje de los eventos recientes ocurridos respecto a tu infertilidad y veas como puedes mapear todo tu abanico de emociones. Este ejercicio te ayudará a reflexionar sobre tus propias grietas y acciones. Puede ayudarte a comprender en qué lugar estás atascada y de qué manera tus motivaciones y decisiones contribuyen a ello. El beneficio de crear este mapa de viaje es que te ayudará a tomar el control de tus acciones e identificar los cambios que quisieras hacer para seguir avanzando.

Esta es una herramienta muy popular que he utilizado con muchos de mis clientes, y a menudo ellos me cuentan cuán reveladora es. Aprenden mucho de sí mismos. Puedes usar el siguiente cuadro para tu lista de diversidad de emociones.

Desesperada	Triste	Enojada	Frustrada	Sola	Irritada
Celosa	Inadecuada	Avergonzada	Confundida	Molesta	Optimista
Curiosa	Atemorizada	Esperanzada pero Cautelosa	Culpable	Apenada	Preocupada
Decepcionada	Feliz	Entusiasmada	Nerviosa	Aterrada	Tensionada
Desconsolada	Deprimida	Loca	Furiosa	Asustada	Alegre

Ve al enlace debajo para descargar tu copia del libro de ejercicios y crear tu mapa de viaje. Una vez descargado, por favor imprímelo.

https://pradeepafertilitycoach.com/infertility-can-suck-less-workbook/

Espero que seas capaz de dibujar tu propio mapa de viaje y puedas capturar algunas emociones. ¿Cuál fue un momento *'aja'* para ti? ¿Qué has aprendido dibujando tu mapa de viaje?

Tómate un momento para pensar en estas preguntas.

Quería discutir otro aspecto de mi viaje - ¿Qué hice para lidiar con el aspecto emocional? ¿Cómo lidié con mi viaje en aquel entonces? ¿Puedes adivinar qué hice? Netflix:

Ese fue mi mecanismo para poder lidiar con ello.

Volví a casa y quedé emborrachada de ver Netflix, incluso antes de que emborrachada de ver fuese un término inventado. Solía pensar que si Netflix estuviera observando mi patrón de visualizaciones lo hubieran llamado "visualización-Pradeepa" para luego cambiarlo por "emborrachada de ver". Estaba simplemente tratando de olvidar todo lo que ocurría en mi vida cotidiana todos los días. Era una teleadicta, lo cual no era sano, pero así fue como elegí lidiar con eso. Así fue como decidí entumecerme. Así fue como decidí ignorarlo. Tenía esta gran cosa ocurriendo en mi vida junto a todas éstas emociones y este viaje en montaña rusa, y nada de eso era saludable. Hay muchas cosas a las cuales debería haberle dicho que no, pero no lo hice.

Estaba todo el día en Google y cada vez me volvía más experta en Google buscando respuestas desesperadamente. ¿Tomar este té, tomar aquel suplemento, comer este tipo de comida será saludable o dañino?

Incluso encontré una sugerencia sobre comer patatas fritas de McDonald's. Era una locura. Había tanta información conflictiva, y no tenía idea de a cuál debería escuchar.

Me uní a unos cuantos grupos de apoyo, especialmente a grupos online. Esos grupos sólo lograron deprimirme. No me ayudó en nada comparar los resultados de mis exámenes con los de otras personas. Sólo les decía mi número de HCG y preguntaba, "¿Qué crees? ¿Tengo alguna oportunidad?" y cosas como esas. Estaba desesperada.

Solía hacer eso todo el tiempo, y realmente no me ayudaba. Todas esas personas en los grupos no eran doctores, eran simplemente personas como yo, atravesando su infertilidad, y yo estaba desesperada buscando respuestas en los lugares equivocados.

Algunos grupos de apoyo me dieron advertencias médicas, como, *¿has intentado tal procedimiento? Pídele a tu doctor que haga esto porque funcionó conmigo.* Estos grupos no están administrados por doctores en medicina y es una mala idea tomar en cuenta sus sugerencias. Una vez más, estaba desesperada por encontrar LA bala de plata que finalmente funcionaría conmigo.

Estaba intentando encontrar consuelo en los fracasos de otros. Suena malvado porque por lo que estaba atravesando en aquel entonces era mi realidad, y ahora lo estoy admitiendo. Pasar tiempo con mi familia y amigos y colegas que sólo me deprimían al recordarme lo que no tenía y deseaba desesperadamente, tampoco me ayudaba. Deseaba decirles que no a ellos, pero no lo hice. Todas estas cosas estarían en mi lista de "no".

Aquí hay algunas cosas a las cuales ciertamente me hubiese gustado decir sí. Autocuidado - jamás me preocupé por mí en aquel entonces. Nunca me amé. Estaba furiosa conmigo todo el tiempo. Me odiaba. El amor propio es importante. La aceptación intencional de la situación y de la realidad. Por ejemplo, simplemente practica diciendo algo como esto: "Este viaje absorbe mi energía y lo sé." Incluso diciendo esto en voz alta, de alguna manera lo estás aceptando - aceptando la realidad. Si eres una persona extrovertida a la cual le gusta salir con gente, ve y sal con gente que realmente amas y que sabes que ellos te aman a tí, como también con aquellos que no recuerdan constantemente tu lucha contra la infertilidad. En general, simplemente intenta relacionarte con personas más positivas y que te levanten el ánimo. Si eres una persona introvertida, quizás puedas tomar una siesta o leer tu libro favorito. Aprende un nuevo oficio, algo que siempre hayas querido aprender. Por ejemplo, cocina étnica, pintura, fotografía, colorear, escribir poesía, cualquier cosa que siempre hayas querido hacer. Dile sí a registrar tus puntajes y al frustrómetro. Mira dónde estás. Y mira de qué manera puedes hacer bajar ese puntaje al menos una pizca.

Haz algún trabajo de caridad, algún voluntariado sin fines de lucro. Únete a algún coro o intenta encontrar actividades que verdaderamente disfrutes. Para mí, como lo dije anteriormente, soy la Sra. Monk, así que me gusta limpiar y organizar mi casa, y eso es algo que me relaja. Únete a un grupo de apoyo que verdaderamente te apoye, que te levante el ánimo y que te alegre, no uno que te deprima aún más. Habla con un entrenador en fertilidad profesional como yo, alguien que haya experimentado la infertilidad y pueda ofrecerte un lugar seguro para explorar tus sentimientos.

Estoy segura que como mujer ya estás haciendo esto porque yo lo hice. Hablar con un médico profesional para recibir consejos de cómo mejorar tu fertilidad. ¿Hay algo que puedas hacer? Estos son los consejos que desearía haber tenido cuando estaba atravesando mi propio viaje. Te veo en la parte del libro de ejercicios.

Si aún no tienes el libro de ejercicios, dirígete al enlace debajo para descargar tu copia. Y una vez que la descargues, por favor imprímela.

https://pradeepafertilitycoach.com/infertility-can-suck-less-workbook/

CAPÍTULO SEIS: ¿LOS HOMBRES SON UNA ENTIDAD OLVIDADA?

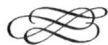

Bienvenidos al capítulo "Como Hombre". Permítanme compartir dos hechos rápidos con ustedes. ¿Sabían que la industria de la fertilidad espera ser valuada en más de $12 billones globales para el 2020? Este número exorbitante estaba publicado en una revista semanal. Y el segundo hecho es que el lado masculino de la pareja suele ser el único en contribuir a la causa en alrededor del 40 por ciento de los casos de infertilidad. Este es un hecho publicado por la Asociación Americana de Medicina Reproductiva (AAMR).

Hay una razón por la cual puse los hechos anteriores en el mismo espacio. La mayor parte de las veces, la industria de $12 billones de la que hablo se enfoca casi exclusivamente en mujeres. Eso es muchísimo.

¿Y qué hay de los hombres? Ustedes también son un factor contributivo, como lo muestra el reporte de la AAMR. Los hombres a menudo son una entidad olvidada o ignorada cuando se trata de infertilidad. En un principio, cuando comencé a trabajar con personas que se enfrentaban a los desafíos de la fertilidad, me enfocaba principalmente en las mujeres. Pero rápidamente mi perspectiva cambió porque desde siempre comencé a hablar con sus parejas masculinas, y comencé a ver que ellos también estaban luchando. Sin embargo, muy a menudo no los incluimos. Ni siquiera les preguntamos cómo se sienten.

Son olvidados. Ellos pasan por esto del mismo modo que las mujeres lo hacen. Quizás lo exteriorizan de un modo diferente. Quizás no sean en gran medida tan sensibles como lo son las mujeres, pero atraviesan el mismo dolor de la misma manera; ellos también sufren la pérdida. Ellos también tienen emociones.

Hablaré de algunos de los factores que se dan en los hombres. La mayor parte de las veces, si NO están lidiando con factores referentes a la infertilidad, cumplen un rol de apoyo. Hay dos aspectos de este rol de apoyo:

1. Deben apoyar a su pareja porque su pareja está atravesando todo tipo de tratamientos y recibiendo inyecciones y cambios hormonales, así como también cambios de ánimo y reacciones a los medicamentos - todo junto.
2. Ellos también sienten frustración en la misma medida que sus parejas a lo largo del viaje.

Ellos necesitan apropiarse de estos dos roles, los cuales deben ser ejecutados hermosamente. En realidad, es un gran desafío para los hombres. Y los hombres mayormente están en un rol auxiliar. Son quienes aplican las inyecciones. Mi esposo solía ser muy atento y disciplinado. Él siempre se aseguraba de volver del trabajo a casa para la hora de mi tratamiento - si era necesario aplicar mis inyecciones a las 7:00 p.m., él estaba en casa a las 6:30 p.m. Y si tú eres el hombre en la pareja o si eres una mujer leyendo esto, estoy segura de que entiendes muy bien a lo que me refiero.

Quizás los hombres no atraviesen el tratamiento ellos mismos, pero muchos de los hombres con los que hablo se preocupan mucho al respecto. Se preocupan por sus parejas y se frustran junto a ellas.

Realmente quieren quitarles el dolor a sus esposas. No pueden hacer nada para solucionarlo ya mismo, y sienten como si todo estuviera pasando dentro de sus mentes. Los hombres quieren compartir esto, pero no pueden, esa es la realidad de la situación.

Esto impacta tanto en su vida sexual como en su vida social. Uno de mis amigos hombres que ha experimentado la infertilidad junto a su pareja, llama a la infertilidad un problema complejamente masivo. No hablamos sobre este tema, pero ¿Sabes qué? Es un problema complejamente masivo que los hombres experimentan al atravesar la infertilidad. Sienten bronca hacia el proceso simplemente porque hay demasiadas cosas que no puede controlar. Los hombres en general tienden a reparar las cosas, pero esto es algo que no pueden reparar, lo cual resulta en riña e impotencia. Hay también frustración - *"Oh Dios mío, no tengo idea de lo que mi esposa o mi pareja está atravesando",* lo que genera frustración.

Uno de mis clientes me escribió el otro día que habían fracasado en su octava IIU. Estaba tan preocupado por su esposa. Se sentía tan indefenso y no tenía idea de cómo apoyarla.

Otro de mis clientes hombres fue al polígono de tiro

y disparó su arma para tranquilizarse (no lo recomiendo). Hay un montón de maneras diferentes en las que los hombres expresan parte de sus emociones. Y hay un montón de emociones de las cuales típicamente no hablan. ¿Qué hay del miedo? ¿Qué hay de la vergüenza? La vergüenza aflora, especialmente cuando el factor masculino está involucrado. Hay cierto orgullo masculino, ¿verdad? Ese orgullo masculino ahora queda destrozado porque él tiene un problema con su fertilidad, con su vía reproductiva.

Además de la bronca y la frustración, hay un sentimiento de culpa. *"Oh, Dios mío, No puedo apoyar a mi esposa"* o *"Tengo un problema. No sé qué hacer al respecto. Y me siento culpable."* Y por supuesto, hay dolor y preocupación. - todas estas emociones están allí también para los hombres.

Quiero compartir cinco consejos, cinco cosas que te ayudarán a tomar el control de tu viaje. Incluso cuando estás en esto junto a tu pareja, a veces debes cuidarte de tí mismo o de tí misma.

Número uno, sé intencional. Sé intencional acerca

de tu papel en este viaje. Uno de mis amigos que atravesó esto se autoproclama un oficial en jefe de la relajación. Me encanta el apodo que se dio a sí mismo. Por cierto, él es el CEO de una empresa. Así Que, él piensa desde esa perspectiva y habla en esos términos. Quizás quieras llamarte a ti mismo el oficial en jefe de planear películas, o quizás seas un oficial en jefe en información romántica. Lo que sea que se acomode a ti.

Número dos, sé más intencional acerca de tu rol en el viaje y por favor, por favor no olvides buscar apoyo en tus amigos o familiares o incluso en grupos de apoyo. Muy a menudo, los hombres tienden a barrer estas ideas bajo la alfombra, como, *"Eh, no lo necesito. No, está bien. Todo está bien."* Pero cuando estás atravesando algo como esto, nada está bien. No barras tus sentimientos bajo la alfombra. Y siempre utilizo esta analogía: Si barres tu suciedad bajo la alfombra, ¿sabes lo que va a ocurrir? Eventualmente vas a tener que levantar esa alfombra, y cuando lo hagas, será una bomba de olor que apestará por todos lados. Una bomba de olor no es buena para ti ni para tu relación. Así que, no borres tus emociones bajo la alfombra. Busca apoyo y haz cosas con tu pareja.

Número tres, este es un consejo que me dio uno de mis clientes. Él hace cosas con sus amigos más cercanos, y hay un caballero en particular con quien él hace cosas, como ir a jugar al golf o a ver una película o lo que sea. Ellos no invierten tiempo en hablar de sus luchas; en lugar de ello, tienen conversaciones casuales. *"Hey, nuestra última FIV no dio resultado. Sabes, es realmente frustrante. No tengo idea de cómo apoyar a mi esposa."* No tiene por qué ser una conversación seria. A veces los hombres no se preocupan por esas cosas. No se sienten cómodos con esos temas. Así que sal y haz algo, y entonces habla al respecto.

Número cuatro, habla con una entrenadora en fertilidad como yo, quien realmente ha experimentado esto y entiende por lo que estás pasando porque también estuvo del otro lado. Atravesé la infertilidad, y puedo ofrecerte un lugar seguro para explorar tus sentimientos y determinar en qué medida necesitas seguir adelante.

Número cinco, habla con un doctor. Habla con tu doctor y fíjate en lo que él/ella puede ofrecerte, cualquier consejo que pueda mejorar tu fertilidad. No debes decírselo a nadie. Las mujeres proactivamente van y hablan con sus doctores acerca de la infertilidad; ellas también se unen a diferentes grupos de apoyo y preguntan cosas como ¿esta hierba realmente funciona? ¿Este té realmente funciona? Somos muy buenas en eso. Pero los hombres típicamente no lo hacen. A esos hombres les recomiendo hablar con su doctor.

Cosas que Hacer

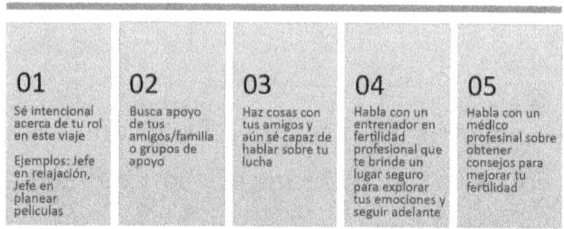

Hablé sobre qué cosas hacer. Ahora voy a compartir cinco cosas que no hacer. Por favor no te embriaguez o consumas drogas o fumes, eso no es bueno para tí. Y no hagas algo estúpido como descargar tu agresividad en un polígono de tiro o correr carreras de autos o tirarte de un paracaídas ni nada por el estilo. Quizás no sea el mejor momento de hacer este tipo de cosas. También, evita el estrés extremo y sentimientos intensos constantes. Habla sobre cómo te sientes.

Esto es algo que he oído de uno de mis amigos: no intentes probar tu masculinidad con otra mujer. Esto no sólo va a herirte a ti, sino que va a herir a tu relación inmensamente. Y por último, pero no menos importante, no uses ropa interior ajustada. Por esto es que muchos de los hombres que están atravesando los desafíos de la infertilidad se cambian a utilizar calzoncillos, incluyendo a mi esposo.

Cosas que Evitar

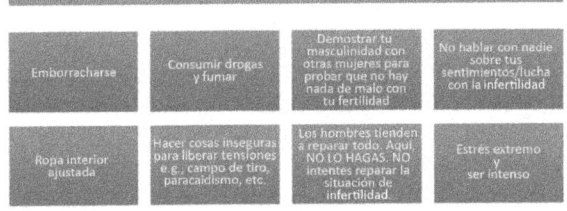

Hablaré más sobre esto en la sección del libro de ejercicios.

Si aún no tienes el libro de ejercicios, ve al enlace debajo para descargar tu copia del libro de ejercicios. Una vez descargada, por favor imprímela.

https://pradeepafertilitycoach.com/infertility-can-suck-less-workbook/

CAPÍTULO SIETE: EL MURO INVISIBLE ENTRE LAS PAREJAS

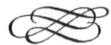

Ahora entramos en el capítulo "Como Pareja". Como he mencionado anteriormente, es mejor trabajar sobre este capítulo en pareja.

Quiero compartir unas cuantas historias en esta parte. ¿Esta situación te suena familiar? Quizás tuviste un aborto espontáneo o perdiste un bebé. Estás llorando y te has puesto muy sensible, y simplemente necesitas estar sola. Estas sufriendo mucho y tu marido puede que se mantenga en silencio porque simplemente no sabe de qué manera apoyarte.

¿Estuviste en esta situación como esposa? Atraviesas un tratamiento o un procedimiento tú sola. Por alguna razón tu esposo no puede acompañarte, y tu doctor te dice tantas cosas que te sobrecarga con información.

Entonces regresas a casa y le cuentas a tu esposo toda esta información. *Esto es lo que me dijo el médico. Esto es lo que debemos hacer. Esto es lo que debemos tomar. Aquí es adonde debemos ir. Estos son los medicamentos que debo ordenar, esta es la inyección que debo aplicarme. Este es el siguiente paso, esta es la fecha de mi próxima visita.*

Para tu esposo, es como, *"Guau, eso es un montón de información",* y puede que tu esposo parezca echar un vistazo. Si eres un hombre, ¿Echas un vistazo cuando recibes semejante sobrecarga de información? Como pareja durante los desafíos de la infertilidad, ¿Encuentran culpable al otro por cualquier razón? Incluso por pequeñas cosas como esto y aquello.

No es algo fuera de lo normal. Es común con la infertilidad. Tener un bebé no es sexy, es estresante. Es verdaderamente difícil. Y por supuesto, es miserable y mecánico, sabiendo que hay momentos específicos en los que debes hacerlo. Estás perdiendo intimidad en este punto y ya deja de ser placentero. Y existe también un estrés constante a causa de los tratamientos y de las decepciones continuas que pueden presionar tu relación completamente.

Puede que las mujeres se sientan más irritables y sensibles, como un volcán a punto de estallar, y su compañero puede que se sienta preocupado e indefenso. Las emociones de las mujeres pueden tener altibajos muy grandes - ser demasiado positivas en un minuto y completamente negativas al siguiente, fluctuando desde lo más alto hacia lo más bajo. Nunca puedes saber lo que te espera de un momento a otro. Puede ser ruda con su pareja, y mucho más cuando está atravesando algo tan difícil como esto, las parejas no suelen tener las herramientas necesarias para apoyar al otro y comunicarse adecuadamente. Quizás no les hayan enseñado estas cosas durante su crecimiento.

¿Sabes cuál puede ser resultado de esto? Me ha pasado. Se crea un muro invisible que va creciendo y se hace cada vez más alto y más fuerte y más grueso entre la pareja y afecta muchísimo a la intimidad y a la relación en sí.

Quiero hablar de cuatro toxinas que pueden desarrollarse durante una relación.

Hay un estudio realizado por los Doctores John y Julie Gottman del Instituto Gottman, en el cual hablan de cuatro toxinas que pueden aparecer en cualquier relación:

1. Criticismo
2. Defensivismo
3. Desprecio
4. Hermetismo

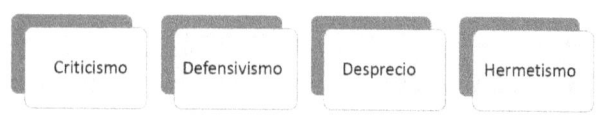

Criticismo:

Hablemos un poco sobre el criticismo y piensa en tu situación con la infertilidad. Cuando esto ocurre, el criticismo está básicamente atacando a la persona en lugar de atacar a la situación: "¿Qué te ocurre? ¿Por qué eres tan estúpido? Nunca piensas en mí, eres tan egoísta. Estoy pasando por todo esto." Estás atacando a la persona en lugar de atacar a la situación. Esto es el criticismo, y es una de las cuatro toxinas.

Defensivismo:

El número dos es el defensivismo. El defensivismo es una respuesta típica al criticismo. Aquí lo que la gente hace es buscar una excusa para ponerse en el lugar de víctima inocente. Cuando la gente comienza a inventar excusas, esto le dice a nuestra pareja que no estamos tomando su preocupación seriamente. O aún peor, no nos estamos haciendo responsables de nuestros propios errores. El defensivismo es casi siempre una estrategia insatisfactoria y sólo intensifica el conflicto. Estar a la defensiva es simplemente otra manera de culpar a tu pareja.

Desprecio:

El número tres es el desprecio. Es la peor, y los Drs. John y Julie Gottman la llaman la más venenosa de todas las toxinas. El desprecio en tu relación, el sarcasmo, el menosprecio, los insultos, el cinismo, el humor hostil - todas estas son formas de desprecio. Lo que en realidad transmite disgusto y condescendencia, y cuando hay desprecio en una relación, es dañino del mismo modo para el bienestar físico. Sí, así de dañino es. Cuando continúas menospreciando a alguien, cuando hablas sarcásticamente, cuando insultas, cuando estás siendo cínica o cínico, esto afecta a la salud del otro en gran medida, y hay un estudio que lo prueba.

Hay pensamientos negativos fluyendo constantemente. Esto en realidad dispara el desprecio, y ¿sabes por qué tenemos pensamientos negativos continuamente sobre alguien? Porque no nos estamos comunicando, tenemos diferencias no resueltas en nuestra relación de las cuales no estamos hablando regularmente.

El desprecio es el único predecesor del divorcio hoy en día. Si ves a una pareja que está asistiendo a audiencias con un juez de paz o terminan divorciadas, en el 90 por ciento de los casos había desprecio en la pareja. Esta es la investigación que hice personalmente hablando con diferentes personas a lo largo de los Estados Unidos.

La pregunta que hacía era, *"¿En qué medida la infertilidad está afectando a tu relación?"* Estas son algunas de las respuestas que recolecté, y el desprecio parece haber jugado un rol muy importante en estas relaciones.

Los nombres de las personas en las siguientes citas no serán incluidos para respetar su privacidad.

"Claro, la infertilidad no era nuestro problema, pero creo que jugó un papel importante en terminar la relación."

"Este proceso es verdaderamente un 'crear o destruir' en una relación. Y destrozó la mía."

"Mi esposo consiguió un trabajo en North Carolina y yo

aún vivía en New York. Por mucho que no me gustaba estar alejada, creo que ayudó."

"Literalmente tuve una pelea con mi pareja. Cada vez que sacaba el tema, él no quería hablar al respecto."

"El estrés emocional y financiero realmente está llevándonos a nuestro límite."

"¡Es horrible! La FIV es muy difícil financiera, emocional y físicamente, y hay muchos hombres que no entienden eso."

"El proceso de tener un bebé no es sexy. No es divertido. Especialmente cuando eres infértil. Es estresante. Es difícil. Es simplemente miserable. No tengo el apoyo apropiado."

"El estrés constante de ello definitivamente ha desgastado nuestra relación. Creo que cuando luchas con la infertilidad puede tender a tomar tu vida por completo. Sé que suelo sentirme más irritable y más emocional, y mi esposo se siente indefenso y preocupado. ¡Es una combinación difícil!"

Hermetismo:

La cuarta toxina es el hermetismo. El hermetismo es una respuesta típica al desprecio. ¿Sabes lo que ocurre cuando las personas se encierran en sí mismas? Simplemente abandonan. Se vuelven callados. Dejan de responder. ¿Has notado esto en tu relación? Ellos simplemente se alejan o actúan como si estuvieran ocupados de algún modo, como trabajando en su laptop o inmersos en sus teléfonos o parecen perdidos en sus propios pensamientos.

El hermetismo es el resultado de sentirse psicológicamente desbordado y evita que las personas puedan tener discusiones racionales. Las personas comienzan a adoptar tácticas evasivas o bloqueos y simplemente no pueden retener nada más. El desprecio se convierte mucho más en una sobrecarga psicológica. Por eso es que se vuelven herméticos.

Así que, estas son las cuatro toxinas en una relación: criticismo, defensivismo, desprecio, y hermetismo. ¿Qué deberías hacer? Te tengo buenas noticias.

Existen antídotos para estas toxinas. A continuación compartiré algunos de ellos. Comenzaré con el hermetismo. Si alguien se vuelve hermético o hermética contigo, lo mejor que puedes hacer en este momento es tomarte un tiempo - veinte minutos, treinta minutos - simplemente aléjate de ese lugar. Abandona esa ubicación. Ve a caminar. Despeja tu mente y entonces regresa a la conversación. Si notas que estás criticando a la persona y no a la situación, dile: "Desearía que te preocupes por mí o que me preguntes como me fue en mi cita." Porque muy a menudo hay un pedido detrás del criticismo cuando hay defensivismo. Si estás defendiendo tu postura como respuesta al criticismo, es aquí cuando tienes que comenzar a escuchar activamente. ¿Por qué esta persona me está criticando? Presta algo de atención. Porque incluso si te están criticando, si te están culpando a ti y no al problema, hay un 2 por ciento de veracidad de que algo no está funcionando. Hazte responsable, al menos parcialmente.

Por lo general recomiendo que cada una de las partes preste atención. Pregúntale a tu esposa o a tu esposo, "¿Cómo estás? ¿Cómo te sientes?" Pueden no ser estas las preguntas que hagamos, pero deberíamos hacerles estas preguntas todos los días. No importa si te estás enfrentando a la infertilidad o no. Compartiré la historia de uno de mis clientes, quien le preguntó a su marido cómo estaba el último Día del Padre. Ellos iban simplemente conduciendo juntos, y ella le hizo una pregunta simple, "¿Cómo estás?" Porque era el Día del Padre.

¿Sabes lo que ocurrió?

Su esposo inmediatamente se quebró.

Ella jamás había visto nada como esto. Los hombres también sufren. Sólo lo demuestran de un modo diferente, y como mujeres, típicamente no prestamos atención a estos signos. Permite que tu hombre sea vulnerable.

Las mujeres pueden ser vulnerables más fácilmente si tienen un espacio seguro, pero no es tan fácil para los hombres ser vulnerables. Pero el hecho de permitir que tu hombre sea vulnerable los acercará mucho.

Que haya vulnerabilidad en su relación los acerca como pareja. Y esto es algo que comparto como consejo con las parejas con las cuales trabajo. Cuando estás atravesando tiempos difíciles, la parte frustrante del viaje, y te encuentras en el medio del proceso, di esto: "También atravesaremos esto juntos." Lo diré otra vez: "También atravesaremos esto juntos."

Decirlo en voz alta de esa manera hace un mundo de diferencias; en realidad se están consolando el uno al otro. "No importa lo que ocurra, estamos juntos en esto." ¿Y sabes cuál es el mejor antídoto para el desprecio? La apreciación genuina e intencional por el otro. ¿Siempre se están viendo el uno al otro de un modo sarcástico, no? Este humor hostil es un insulto por el hecho de no querer apreciar al otro. No muestras respeto por tu pareja. Muestra algo de apreciación que sea genuina e intencional. Y cuando surja algún altercado desde cualquiera de las partes, por favor pidan disculpas.

Este es uno de mis antídotos favoritos. El viaje de tu infertilidad no es lo ÚNICO que ha ocurrido en tu vida. Hubo unas cuantas cosas maravillosas que ocurrieron en tu pasado, aunque ahora mismo sientas frustración. Recuérdate esto a ti mismo o a ti misma. Mira las fotografías de sus mejores vacaciones juntos o mira el álbum de fotos de tu boda. ¿Por qué están juntos en primer lugar? Recordar todos estos recuerdos hermosos realmente te ayudará a apreciar el lugar en el que estás ahora y cuán lejos has logrado llegar con tu relación.

Por último, no temas buscar ayuda de un profesional como yo. Un entrenador profesional puede ofrecerte un espacio seguro para explorar tus desafíos y darte las herramientas prácticas y las técnicas que te ayudarán a reparar y rejuvenecer tu relación y fortalecerla juntos, sin importar en qué parte de tu viaje te encuentres.

Mi deseo más profundo para las parejas es que la infertilidad no destruya sus relaciones. No debería hacerlo. Cuando estaba a mitad de mi viaje, tuve muchas dificultades en mi relación con mi esposo. Él es una persona maravillosa, pero ese muro invisible siguió creciendo, y estábamos pasando por un momento difícil. Estuve tan cerca de pensar, *"¿Por qué estoy en ésta relación?"* Mi viaje me enseñó que la infertilidad nunca debería ser la causa de una separación. Y así mientras escribo este libro, mi esposo y yo llevamos diecinueve años de casados.

Si no puedes hacerlo por ti mismo o por ti misma, busca ayuda profesional porque no vale la pena el divorcio. No vale la pena la separación. Sé intencional acerca de los antídotos si ves que alguna de estas cuatro toxinas se apodera de tu relación.

Destruye ese muro invisible entre tú y tu pareja. Las actividades del libro de ejercicios definitivamente te ayudarán a lograrlo. Hazlo junto con tu pareja. Ve al enlace que hay debajo para descargar tu copia del libro de ejercicios. Y una vez descargado, por favor imprímelo.

https://pradeepafertilitycoach.com/infertility-can-suck-less-workbook/

CAPÍTULO OCHO: ¿CÓMO BRINDAR APOYO SIENDO FAMILIAR O AMIGO? Y COSAS QUE NO DEBES DECIRLE A ALGUIEN QUE ESTÁ ATRAVESANDO LA INFERTILIDAD

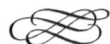

El siguiente tema del que hablaremos será sobre familiares y amigos. ¿Cómo podemos olvidar a nuestra familia y amigos, quienes siempre están allí para ayudarnos cuando atravesamos los altibajos de la infertilidad, muchos de ellos con verdaderas buenas intenciones?

Quiero hacerle una pregunta ahora mismo a todos los que están leyendo esto. Si eres un miembro de la familia o un amigo, ¿Has dicho algo como esto? "No deberías postergarlo más. Tienes que tener hijos pronto. Se te acaba el tiempo." "Hey, sólo relájate. Bebe una copa de vino. Ya se te va a pasar." "No te preocupes por eso. Eres joven." "¿De qué te preocupas? Ahora existe la tecnología."

Si eres alguien que diría cosas como éstas a gente que está atravesando la infertilidad, quiero decirte por qué hay ciertas cosas que no deberían ser dichas.

Mucha gente, como mi OB-GYN, me han dicho que bebiera una copa de vino, ya pasará. Yo no tomo vino. Y no pasó. Decimos muchas de estas cosas inocentemente, y como alguien que las ha escuchado y que ha visto la luz al final del túnel, puedo mirar hacia atrás y reconocer las cosas que de verdad me lastimaron. Sé que como familiares y amigos están mostrando su apoyo de buen corazón y con buenas intenciones. Pero puede que ustedes no hayan experimentado la infertilidad.

Déjenme darles algunos apuntadores. No digan cosas como, "Pasará. Sólo relájate y bebe una copa de vino o tómate unas vacaciones, ya pasará." O, "¿eres joven, no?" Esas son algunas de las cosas que no querrán decirle a alguien que está experimentando su infertilidad. Viniendo de la India, he escuchado a gente hablar acerca de rituales y ciertas prácticas, cosas por el estilo. Incluso aquí en América, escuché de todo, desde comer patatas de McDonald's de cierta sucursal, hasta utilizar ciertos aceites esenciales, pasando por tocar ciertas piedras en ciertos momentos precisos.

Hay diferentes tipos de cosas que la gente te dirá. Solía ser muy diligente sobre muchas de estas cosas porque estaba desesperada. Hubiera hecho lo que sea y todo lo que fuera posible. En algún punto sentí como que era demasiado. Me harté con uno de mis parientes más cercanos por decir algo como esto porque ya no podía manejarlo más. Me harté. Eso no fue divertido.

Como alguien que estaba pasando por eso, de verdad, realmente me lastimó.

A veces la gente atraviesa una infertilidad secundaria, lo que significa que tienen un primer hijo, pero comienzan a enfrentarse a desafíos con su fertilidad ante su segundo embarazo. Muy a menudo la gente dice cosas como, "Ya tienes uno. ¿Por qué te preocupas por eso? Ponte feliz de que ya tienes uno. Yo tengo un montón de hijos, ¿quieres uno?"

O puede que digan, "Oh, no te preocupes, recién has cumplido cuarenta. Conozco a un montón de mujeres que a los cuarenta quedan embarazadas. No te preocupes, ya te tocará a tí." Otra que realmente, realmente me dolió fue, "Es tan difícil para mí tener todos estos hijos." Alguien me dijo eso cuando recién había fracasado mi quinta FIV. Me sentí tan horrible, sólo quería saltar en la… bueno, simplemente quería morir. Cuando la gente dice cosas así, realmente no tienen idea de lo que está ocurriendo en la vida de la otra persona. Nunca deberían decir cosas como, "Mi marido me mira, y ya me embarazo." O, "Estornudo cerca de mi marido, y me embarazo."

Puede que esto suene gracioso para la mayor parte de ustedes, pero no es gracioso para la gente que atraviesa su infertilidad. Ellos están intentando lograr un embarazo con todas sus fuerzas y de todas las maneras posibles, y simplemente no está ocurriendo. Y hay una más: "Cuando Dios crea que estés lista, tendrás un hijo." Puede que alguna de éstas les suene conocida; puede que alguna vez les hayan dicho algunas de estas cosas. Sé que la gente habitualmente dice estas cosas de buen corazón y con buenas intenciones. La mayoría de la gente no tiene una naturaleza maliciosa, sólo se preocupan. Pero si ustedes no han atravesado la infertilidad, entonces este tipo de declaraciones pueden ser dolorosas. En mi caso, pueden simplemente tomar un cuchillo y clavarlo en mi corazón - así es como se siente cada vez que ocurre.

Un día estaba en mi manicura haciendo mis uñas, y ella me preguntó, "¿Tienes hijos?" Sí, tenía uno de cinco años y era adoptado, pero no le dije eso.

Entonces ella dijo, "Oh, deberías tener más. Tu hijo necesita otros niños con los cuales jugar, sabes, un hermano o una hermana." Sólo le arrojé una sonrisa incómoda y reí. La gente suele decir estas cosas de una manera inocente, sin conocer mi dolor. Así que por favor eviten decir cosas como estas.

Quizás estén pensando, "Acabas de decirme un montón de cosas que no puedo decir. ¿Qué puedo decir y qué puedo hacer? ¿Cómo puedo apoyar a alguien y estar allí para esa persona?"

- Ofrece tu presencia física. Ni siquiera debes decir nada. Sólo quédate junto a ellos.
- Si tu ser querido está atravesando un tratamiento o tiene una cita, ofrécele acompañarla para mostrarle tu apoyo.
- Incluso un abrazo puede hacer que las cosas sean mucho mejores.
- Si no has experimentado la infertilidad, sé abierto y honesto, y dile a la persona que la está atravesando que no entiendes por completo por lo que está pasando porque tú no lo experimentaste.
- Como amigo o miembro de la familia puedes estar allí como un hombro sobre el cual llorar, para animarlos, o como un oído

atento - alguien con quien ellos puedan compartir sus pensamientos y sentimientos sin ser juzgados.
- No tienes que ofrecerles una solución.
- Puedes incluso acompañarlos a alguna actividad de autocuidado como yoga o masajes o alguna reunión - cualquier tipo de actividad de autocuidado.

Estas son sólo algunas de las maneras en la cuales puedes apoyar a tus amigos y familiares. Sé que todos ustedes son muy buenos de corazón y tienen buenas intenciones. Así que, consideren algunas de las cosas que he compartido sobre cómo pueden ofrecer su apoyo a un amigo, amiga o ser querido.

Oh, y asegúrense de ir al enlace aquí debajo para descargar su copia del libro de ejercicios. Una vez descargado, por favor imprímanlo. Comiencen a asimilar las diferentes maneras en las que pueden ayudar y apoyar a un ser querido infértil a seguir adelante.

https://pradeepafertilitycoach.com/infertility-can-suck-less-workbook/

CAPÍTULO NUEVE: REUNIÉNDOLO TODO Y HACIENDO UNA AFIRMACIÓN POSITIVA

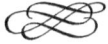

Bien, este es el capítulo en el que reuniré todo. Haré una breve y rápida recapitulación de lo que hemos aprendido hasta ahora. La infertilidad es una condición, y como muchos de mis amigos dicen, es un problema complejamente masivo. Existe, y existe a lo grande.

Afecta a hombres y mujeres en igual medida. El mundo pone la mayor parte de su mirada y enfatiza su causa en las mujeres, pero los hombres se ven afectados de igual manera. Es por eso que me preocupo mucho por apoyar a los hombres, porque los hombres son mayormente una entidad olvidada ante este problema. La infertilidad será un viaje frustrante hasta cierto punto con todos los tratamientos, procedimientos, y todas las inyecciones y medicamentos. Me ha afectado físicamente, mentalmente, emocionalmente y espiritualmente. Y recuerden que los hombres y mujeres que atraviesan este viaje tienen emociones que resultan ser muy diferentes. La mayoría de los problemas que ocurren dentro de la pareja son causados por no lograr comprender por lo que el otro está pasando. Tu esposo atraviesa esto de un modo diferente a ti, y fracasamos en ser conscientes de ello. Y viceversa.

Con todos los consejos y técnicas que he compartido, nuestros familiares y amigos ahora entenderán qué tipo de cosas no deberían decirle a alguien que transita su infertilidad, así como también las muchas maneras que tienen de demostrar su apoyo.

Por último, pero no menos importante, las parejas, hombres y mujeres que se sienten con más poder durante su viaje a través de la infertilidad con un entrenador en fertilidad como yo, tienen una experiencia más positiva a lo largo de su viaje.

Déjame preguntarte algo. Ahora que has leído este libro, ¿Cuál es tu camino a seguir? Tienes que decidir qué camino tomará tu viaje. No dejes que simplemente ocurra. Debes decidir no ser una víctima. Y esa es la única cosa que realmente puedes controlar. Nada más. Tu elección. Te invito a tomar el control de tus emociones durante este viaje. Aduéñate de él y contrólalo, haz que sea del modo en que tú quieres que sea.

Utiliza y canaliza tu energía para poder enfocarte en tus tratamientos.

¿Y de qué manera te mostrarás ante tus tratamientos? ¿De qué manera te mostrarás en el trabajo, o con tus amigos, con tu familia y con tu esposo o esposa?

Por favor no dejes que este viaje se adueñe de ti.

Tu eres el dueño.

Y te invito a ser más intencional.

Quiero dejarte con esta afirmación/inspiración. Descarga la versión en audio que hay en el siguiente enlace para tener una experiencia más poderosa.

https://pradeepafertilitycoach.com/infertility-can-suck-less-workbook/

Vamos a tomarnos un minuto para atraer tu atención al presente y a tu cuerpo.

Si puedes, cierra tus ojos lentamente y siéntate cómodamente con tus pies sobre el suelo.

Si estás sosteniendo algo en tus manos, sólo déjalo. No debes ver nada. Sólo escucha mi voz. Inhala profundamente unas cuantas veces a través de tu nariz y deja salir el aire a través de tu boca.

Respira profundo un par de veces, y enfoca tu atención en éste día, en éste momento, cualquiera sea el momento en el que estás. Examina todo tu cuerpo, de pies a cabeza. Relaja tu cabeza, relaja tu frente. Relaja tus ojos, tus cejas, tu nariz, tu boca, tus labios, tu lengua, tus dientes, tus mejillas, tu cuello, tus orejas, tus hombros, tu pecho, tu espalda, tu estómago, tus antebrazos, tus brazos, las palmas de tus manos, tus dedos, tus uñas, tus huesos, tu pelvis, tus muslos.

Relaja tus pantorrillas. Relaja tus rodillas. Relaja tus pies. Relaja los dedos de tus pies. Relaja las uñas de los dedos de tus pies. Relaja todo tu cuerpo. Sólo está presente. Aquí mismo. Respira suavemente.

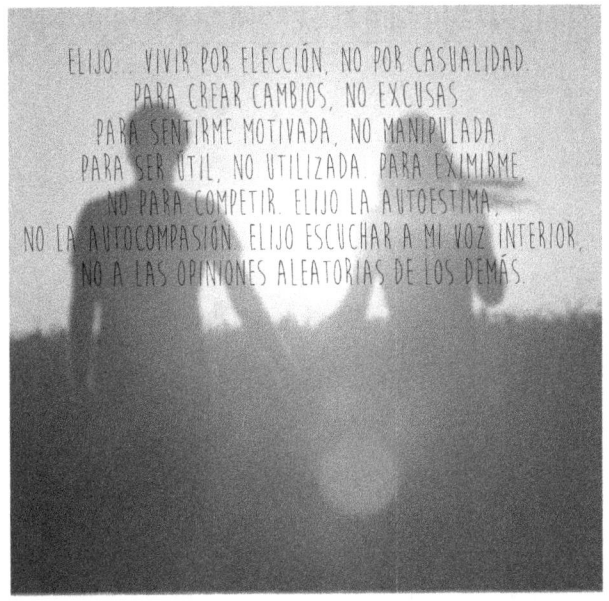

Elijo vivir por elección, no por casualidad, para crear cambios, no excusas; para sentirme motivada, no manipulada; para ser útil, no utilizada; para eximirme, no para competir. Elijo la autoestima, no la autocompasión. Elijo escuchar a mi voz interior, no a las opiniones aleatorias de los demás. Elijo ser yo. Elijo ser yo.

Ve al siguiente enlace aquí debajo para descargar tu copia del libro de ejercicios. Una vez descargado, por favor imprímelo. Captura todas las conclusiones de todos los capítulos.

https://pradeepafertilitycoach.com/infertility-can-suck-less-workbook/

CAPÍTULO DIEZ: CIERRE, RECURSOS ÚTILES Y PRÓXIMOS PASOS

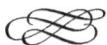

Este es el último capítulo, en el cual hablaré de los siguientes pasos y referencias. Me alegra que hayas llegado hasta el final y me pone muy feliz que hayamos llegado juntos a este último capítulo. Así que, recuerda las dos cosas que anotaste antes de comenzar a leer este libro, quiero que tomes tu libro de ejercicios y que vayas hacia atrás y leas esas dos cosas.

Ahora mi pregunta es: ¿Conseguiste respuestas o aclaraste los dos puntos que habías escrito? Si no lo hiciste, hablemos, y aquí te dejo las diferentes maneras en las que puedes ponerte en contacto conmigo.

Puedes contactarme vía email a: hello@pradeepafertilitycoach.com

Puedes también contactarme telefónicamente al número 952-693-8839 y programar una consulta gratuita conmigo. Podemos hablar de todo lo que has aprendido con este libro acerca de tu fertilidad y sobre cómo puedo ayudarte como entrenadora, si es lo que deseas.

Tengo un ebook gratuito en mi sitio web. El ebook contiene una lista de 100 preguntas que puedes hacer durante tus visitas a la clínica de fertilidad.

Cuando se trata de la lucha con la infertilidad, tu primera visita a una clínica especializada en fertilidad, puede ser emocionante y desalentadora al mismo tiempo. Muchos no saben qué esperar y a menudo pueden estar mal preparados para su primera visita.

Esta lista te armará con las preguntas necesarias para hacerle a tu doctor, y así tendrás una visita exitosa y podrás llevar una gran cantidad de información a casa que quizás pueda ayudarte a tomar las decisiones necesarias para los siguientes pasos.

Aunque la meta definitiva de una clínica especializada en fertilidad y de la visita al médico es lograr un embarazo con los tratamientos prescritos, el viaje de los tratamientos de fertilidad puede ser muy complejo. Estas preguntas te ayudarán a tomar las decisiones adecuadas para elegir las opciones que mejor se ajusten a tus necesidades y a tus finanzas, ya que los tratamientos tienden a ser muy costosos y muchas veces requiere de dinero con el que no cuentas.

Para una mejor lectura, he dividido estas preguntas en diferentes subsecciones. Cada una de estas secciones tiene un propósito específico que te ayudará a hacer preguntas puntuales. Esta lista no fue creada con la intención de ser rápida y directa, sino que hay una serie de guías que te ayudarán a tener una conversación más enriquecida con tu doctor en fertilidad y con la clínica.

Observa y escoge las preguntas que te resulten relevantes según la parte del viaje en la que te encuentres, y agrega cualquier cosa de tu propia lista antes de tu primera visita.

Cuando estaba a punto de ir a ver al Dr. Campbell, realmente no tenía ninguna pregunta que hacer porque no sabía qué preguntar.

Pero a lo largo de mi experiencia de once años con

diferentes doctores, realmente sé todas las cosas que necesitas preguntar, incluso en tu primera visita.

Ve a mi sitio web, https://pradeepafertilitycoach.com y descarga tu ebook gratuito.

A lo largo de este libro he mencionado diferentes recursos y sitios web - aquí están todos los recursos que considero que realmente pueden ayudarte a obtener toda la información necesaria sobre tu infertilidad.

- SART – Sociedad Tecnológica de Reproducción Asistida: https://www.sart.org/
- Resolve – Asociación Nacional de Infertilidad: https://resolve.org/
- ASRM – Sociedad Americana de Medicina Reproductiva: https://www.asrm.org/
- IHR – Recursos sobre Infertilidad: http://www.ihr.com/infertility/
- Educación sobre Infertilidad para personas con problemas auditivos:

http://www.infertilityeducation.org/deaf-videos/

Muchas gracias por haber leído este libro. Sinceramente espero que te haya inspirado a tomar el control y a adueñarte de tu infertilidad. ¡Mucha suerte en tu viaje!

INVITACIÓN A SESIÓN DE CONSULTA

Espero que hayas disfrutado al leer mi libro.

Esta fue una labor verdaderamente hecha con amor, y fue un honor para mí ayudarte en lo que resta de tu viaje.

Para celebrar mi primer libro, quisiera hacer una invitación personal extensa para ti para una consulta telefónica complementaria.

En esta sesión, todo lo que quiero es saber más de ti y de tus desafíos con la infertilidad.

Esto no es un intento de venderte nada.

Mi única intención es ver si puedo y cómo puedo ayudarte.

Debido a restricciones de tiempo, la llamada debe ser limitada a 30 minutos.

¿Estás listo o lista para comenzar?

Ve al siguiente enlace para ordenar tu sesión complementaria hoy mismo.

https://pradeepafertilitycoach.com/consultation

ACERCA DEL AUTOR

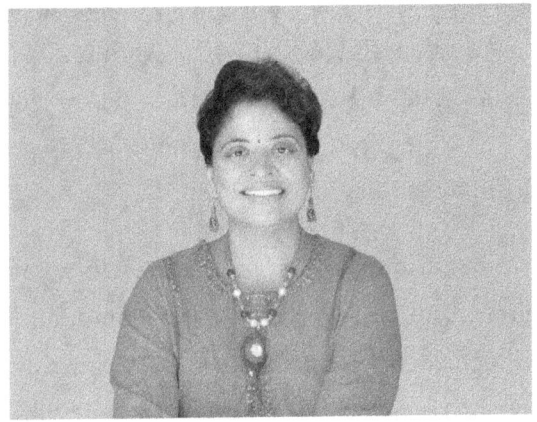

Pradeepa Narayanaswamy es la fundadora y entrenadora de https://pradeepafertilitycoach.com, quienes se especializan en ayudar a las personas que luchan contra los desafíos de la infertilidad. Pradeepa también es una ejecutiva y entrenadora líder apoyando a varias organizaciones a través de ágiles transformaciones.

Pradeepa Narayanaswamy es una entrenadora profesional certificada de la Federación de Entrenadores Profesionales Internacionales (PCC) y una entrenadora coactiva profesional certificada (CPCC) con más de diez años de experiencia como entrenadora. En su búsqueda por comenzar una familia, Pradeepa sufrió una larga, solitaria y dolorosa batalla contra la infertilidad.

Los doce años de lucha de Pradeepa con la infertilidad involucraron tres abortos espontáneos, tres IIU fallidas, y ocho FIV fallidas antes de ser definitivamente diagnosticada con "infertilidad inexplicable."

Tras esta experiencia, Pradeepa comenzó a entrenar a hombres, mujeres y parejas experimentando sus propias luchas con la infertilidad, y lo transformó en el propósito de su vida. Su misión es ayudar a sus clientes en su viaje a través de la infertilidad y definitivamente hacer que su experiencia "SEA MENOS FRUSTRANTE".

Pradeepa cree fuertemente que ambos, parejas e individuos, que se sienten con más poder tras ser entrenados tienen una experiencia general mucho más positiva mientras luchan contra su infertilidad. Pradeepa no habla por hablar del tema de la infertilidad, ella transitó ese camino durante muchísimo tiempo.

Pradeepa es una oradora de TEDx y ha dado charlas en diversos escenarios nacional e internacionalmente abordando los temas de la infertilidad, liderazgo y entrenamiento. Ella también ha hecho apariciones en más de cuarenta podcasts y charlas desde su corazón sobre temas que rodean la infertilidad.

Pradeepa llama a Dallas, Texas, su hogar. Y ahora vive con su esposo y su hijo, Kartik. ¡A Pradeepa le gusta pasar su tiempo libre en familia!

AGRADECIMIENTOS

Gracias Dios por guiarme y protegerme a lo largo de mi vida.

Gracias a TÍ, quién está leyendo, por invertir tu tiempo en leer este libro.

Gracias a mi asombrosa madre, Krishnaveni, por todos los años de amor y apoyo.

Gracias a mi mentor y guía, mi difunto padre, Narayanaswamy, cuya visión de escribir un libro me ha inspirado a escribir este libro. ¡Soy quien soy hoy gracias a tí!

Gracias a mi maravilloso esposo, Sai, y a mi adorable hijo Kartik, por su infinito amor y apoyo.

Gracias a la Dra. Meera Shah y a la Dra. Rinku

Mehta por escribir unos hermosos prefacios para este libro.

¡Gracias a mi querido amigo Roni Givati por tu amistad y apoyo a través de mi viaje escribiendo este libro!

Gracias a Tracey Bambrough, Erin Wright, Howard Stanten, Hiba Tanvir, Ellen Trachman y Jennifer White, Farahana Surya Kassam, Paula Bash, Danielle Williams y Justin Williams, Marci Orr, Nimisha Gandhi y Kate Weldon LeBlanc por sus adorables testimonios para este libro.

Gracias a Christie Stratos por hacer las correcciones de mi libro. Los cortes y recortes han sido siempre muy apreciados de mi parte, y no podría haber tenido este libro publicado sin su asistencia.

Gracias a mi publicista Paul Brodie, quien me ayudó a través del proceso de escritura de este libro y lo hizo mucho más ameno para mí. Gracias a todos mis maravillosos amigos que ha estado junto a mí por más de veinte años. Cada uno de ellos ha tenido un gran impacto en mi vida y me ha inspirado a hacer las cosas que realmente importan.

Gracias a todos mis clientes a quienes tuve el honor

de entrenar a lo largo de todos estos años. Estoy muy orgullosa de todos y cada uno de ustedes.

TESTIMONIOS

"FIV babble trabaja con orgullo junto a Pradeepa por su capacidad como entrenadora en fertilidad. Sus blogs y su propia experiencia en fertilidad son invaluables para nuestros seguidores y lectores y le deseamos el mayor de los éxitos con su nuevo libro. Si recientemente has sido diagnosticado con la condición de infertilidad, estás comenzando tu tratamiento o estás cerca del final de tu viaje, te recomendamos enormemente que te tomes algo de tiempo para investigar el trabajo de Pradeepa - ella es un valor activo fantástico en la comunidad de la fertilidad."

– Tracey Bambrough, Fundadora — IVF babble

"Es siempre de mucha inspiración y muy emocionante para mí ver a alguien transformar su lucha y su dolor en una oportunidad para ayudar, inspirar y hacer los viajes de otros menos solitarios. Eso es exactamente lo que Pradeepa hace. Ella comparte tan sensiblemente y con tanto coraje su doloroso y solitario viaje a través de la infertilidad, sólo para hacer que sea muchísimo menos frustrante para los demás. Mi mayor respeto para el coraje y la pasión de Pradeepa."

– Hiba Tanvir, Activista Social, Radio Show Host —Radio Azad

"Repleto de prácticas que puedes realizar instantáneamente, la infertilidad puede ser menos frustrante le da a las mujeres, a los hombres y a las parejas un mapa de ruta para salir de la estigmatizante vergüenza, el silencio y la evasión, hacia el poder, la alegría y la libertad. Pradeepa Narayanaswamy magistralmente unió la vulnerabilidad y la autoridad propia de una manera que hace que los lectores se pongan de pie y digan, '¡SÍ! Estoy listo o lista para recuperar mi vida.' Si estás luchando contra la infertilidad, hazte el regalo de leer este libro y deja de luchar."

– Erin Wright CPCC, PCC y Howard Stanten

CPCC, PCC— Entrenamiento de Relaciones de Vanguardia

"La historia de Pradeepa es pura inspiración. Ella ha tomado sus propios años de sufrimiento y ha aprovechado su profunda inteligencia y sus habilidades profesionales para ayudar a otros. Las herramientas que Pradeepa proporciona ayudarán a aquellos que estén camino a la infertilidad, así como también a sus seres queridos, a encontrar que el camino que hay por delante sea menos confuso, menos doloroso y menos solitario."

- Ellen Trachman y Jennifer White, Co-anfitrionas del Podcast sobre fertilidad: Quiero poner un bebé dentro de tí

"La historia personal de Pradeepa es un testimonio lleno de coraje y de sanación y de apoyo que ella le trae al mundo. Transformando su dolor en un propósito no sólo abarca su sanación personal, sino que también es muy saludable para sus clientes. Nuestras experiencias son los capítulos de nuestra historia. El modo en que elegimos compartir nuestra historia determinará la vida que creamos para nosotros mismos, nuestros hijos y el mundo a nuestro alrededor. Gracias,

Pradeepa, por encontrar luz y esperanza a través de tus experiencias y contarnos una historia de esperanza, amor y coraje a todos nosotros. Gracias por ser tú."

– Farahana Surya Kassam (Namaskar), Autora, Entrenadora en Meditación y Atención plena

"Tuve el privilegio de hablar con Pradeepa en una conferencia de construcción familiar y escuché su filosofía y sus prácticas con las familias a las cuales ayudó a atravesar los desafíos de su viaje a través de la infertilidad. El mensaje de Pradeepa sobre hacer que la infertilidad SEA MENOS FRUSTRANTE realmente resonó en mí. Su acercamiento compasivo, sus ideas nuevas y creativas para trabajar juntos como pareja y su capacidad de decirlo como si fuese un alivio para la audiencia. ¡Estoy emocionada por ver este libro publicado y tengo muchas esperanzas en que ayudará a muchísima gente!"

– Paula Bash, Vice Presidente—Technology

"Cuando mi esposo y yo nos encontramos en la loca, triste y aterradora montaña rusa de la infertilidad, hubiera sido de mucha ayuda saber unas cuantas cosas acerca de nuestro viaje. Claro, hemos aprendido toda la jerga médica a lo largo de los años y de los ciclos mensuales repletos de lo que parecían ser incesantes repeticiones de esperanza y desesperación. Pero desearía que hubiésemos tenido otra voz, además del doctor, que nos hable de las maneras de navegar por nuestras vidas fuera de las minucias médicas. El libro de Pradeepa está lleno de ayuda no sólo para sobrevivir sino también para prosperar en el matrimonio, iluminando los caminos al navegar con el costo emocional que la infertilidad se toma para sí de tu corazón, y las maneras en las que podemos sentirnos apoyados y amados dentro de la comunidad de familiares y amigos, evitando la desesperación y el aislamiento. Si te encuentras a ti mismo o a ti misma atascado o atascada a mitad de camino en tu viaje a través de la infertilidad y estás buscando un modo de hacer que sea menos frustrante, el libro de Pradeepa te servirá de guía a lo largo de todo tu camino."

– Danielle Williams y Justin Williams, Fundadores—Legendary Marriage

"En mi tiempo junto a Pradeepa, me sentí inspirada por su vulnerabilidad al compartir su lucha con la infertilidad. Estoy agradecida de que haya sido tan apasionada sobre este trabajo ya que nadie habla de este tema tan abiertamente y la manera en la que

Pradeepa lo hace; deja ver cuán motivada está en ayudar a otros. Ella hace un esfuerzo emocional por explorar el modo en que impacta la infertilidad no sólo a nivel individual, sino también a todo el entorno familiar."

– Marci Orr, M.S., LPC., Directora Clínica, Lifeologie Dallas

"Como alguien que ha vivido la lucha a través de la fertilidad y ha visto la lucha de muchos otros a lo largo de los años, pienso que tu libro y el curso sobre el entendimiento de la fertilidad, las emociones y las habilidades de enfrentamiento son extremadamente útiles para aquellos que buscan su fertilidad. Los diferentes segmentos, como mujer, como hombre y especialmente como pareja, comparten de manera muy ilustrativa el modo de reconocer estas emociones tan comunes al atravesar la lucha contra la infertilidad. El énfasis en la comunicación es la clave para mejorar la relación de pareja. Recomiendo este libro a todas aquellas personas que estén atravesando los desafíos de la infertilidad para poder tomar el control total de sus emociones."

– Nimisha Gandhi, Fundadora—MyFertilityPal

"Le agradezco a Pradeepa Narayanaswamy por compartir la visión que ha adquirido en su propia lucha por construir su familia. Más poderosamente, siento que este libro encarna algo del apoyo que ella necesitó cuando luchaba por convertirse en madre sin poder lograrlo. Pradeepa no sólo ha transitado el camino, sino que también, de muchas maneras, aún sigue transitándolo al continuar asistiendo a otros que también están luchando con la infertilidad hoy. En este libro, ella remarca las muchas partes de nuestras vidas que sufren el impacto de los desafíos de construir una familia, incluyendo las relaciones de pareja. Siento que el consejo práctico de Pradeepa será bien recibido por aquellos que están aún intentándolo, ¡así como por sus seres queridos quienes seguramente no saben de qué modo ayudarlos!"

- Kate Weldon LeBlanc, Directora Ejecutiva, Resolve New England

INFORMACIÓN DE CONTACTO

Puedes comunicarte con Pradeepa en Hello@PradeepaFertilityCoach.com

Sitio web: https://PradeepaFertilityCoach.com

Servicio de entrenamiento: https://pradeepafertilitycoach.com/coaching-services

Palabras y notas clave: https://pradeepafertilitycoach.com/contact-me

Únete a nuestro grupo de apoyo Not Your Typical Fertility Support Group
https://www.facebook.com/groups/NotYourTypicalFertilitySupportGroup/

Sigue a Pradeepa en Instagram
https://www.instagram.com/pradeepafertilitycoach/

Sigue a Pradeepa en Twitter @NPradeepa
https://twitter.com/NPradeepa

Dale me gusta a la página de Pradeepa en Facebook
https://www.facebook.com/PradeepaFertilityCoach/

Conéctate con Pradeepa en
https://www.linkedin.com/in/pradeepanarayanaswamy/

SOLICITUD DE COMENTARIOS

Por favor deja una reseña de mi libro ya que agradeceré enormemente tu devolución.

Si por alguna razón no has disfrutado del libro, por favor contáctame en Hello@PradeepaFertilityCoach.com para discutir el motivo previamente antes de hacer tu reseña, y por favor siéntete libre de dejarme saber cómo éste libro podría mejorar. ¡Mi más sincera gratitud a todos ustedes!

www.ingramcontent.com/pod-product-compliance
Lightning Source LLC
Chambersburg PA
CBHW071414210526
45465CB00001B/382